La crianza imperfecta

PAOLA ROIG

La crianza imperfecta

Por qué no puedes llegar a todo,
Y ESTÁ BIEN ASÍ

PRÓLOGO DE
DIANA OLIVER

BRUGUERA

Papel certificado por el Forest Stewardship Council'

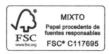

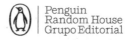
Penguin
Random House
Grupo Editorial

Primera edición: marzo de 2023
Primera reimpresión: marzo de 2023

© 2023, Paola Roig
© 2023, Penguin Random House Grupo Editorial, S. A. U.
Travessera de Gràcia, 47-49. 08021 Barcelona
© 2023, Diana Oliver Ortiz, por el prólogo

Printed in Spain – Impreso en España

ISBN: 978-84-02-42834-9
Depósito legal: B-717-2023

Compuesto en Comptex & Ass., S. L.
Impreso en Romanyà Valls, S. A.
La Torre de Claramunt (Barcelona)

BG 28349

A mis hijos, Blai y Candela,
gracias por enseñarme tanto

ÍNDICE

PRÓLOGO

Donde todo empieza

Ahora que nos habíamos convertido en madres, todas éramos sombras de lo que fuimos, perseguidas por las mujeres que éramos antes de tener hijos. En realidad, no sabíamos qué hacer con ella, con esa joven fiera, independiente, que nos seguía por ahí, gritando y señalando con el dedo mientras empujábamos los cochecitos infantiles bajo la lluvia inglesa. Intentábamos responderle, pero carecíamos del lenguaje para explicar que no éramos mujeres que simplemente hubieran adquirido unos hijos: nos habíamos metamorfoseado en alguien que no terminábamos de entender.

DEBORAH LEVY, *Cosas que no quiero saber*

La metamorfosis que supone la maternidad no se estudia en los libros de texto. Tampoco te la esperas por mucho que te lo hayan contado, por mucho que lo hayas leído. Como mariposas ciegas, cuando nos transformamos, empezamos a volar sin saber muy bien hacia dónde; desorientadas. Ahora somos esa que no terminamos de entender, esa de la que habla Deborah Levy. Y también somos esa a la que se comprende poco. Porque *ser madre hoy* es transitar por un lugar que todos veneran, pero que pocos se atreven a explorar. Lo que sabemos de las madres nos lo han contado otros en la literatura, en los manuales de crianza, en las consultas médicas o en el cine. También nos lo ha mostrado la publicidad, el marketing que abona las redes sociales y los reportajes de las revistas, que son pura mitología. ¿Cuánto sobre el tema lo hemos escuchado de nuestras respectivas madres, de nuestras hermanas, de nuestras amigas o vecinas? ¿Qué parte no hemos querido ver de aquello que era evidente?

«Es muy fácil juzgar antes de atravesar la maternidad», afirma Paola Roig en este libro. Ella se atreve a decirnos que muchas de las expectativas creadas en nuestra vida antes de la maternidad no son más que trampantojos. «La maternidad supone un continuo reajuste entre lo que queremos y lo que podemos ser y hacer, entre las expectativas en torno a nosotras como madres y lo que realmente acabamos siendo. También en cuanto a cómo serán nuestras criaturas y cómo acaban siendo. Es difícil a veces entender que "no siempre lo que quiero es lo que puedo". Pero da paz cuando realmente integras la frase. A menudo, no somos las madres que queremos ser, sino las que podemos», explica.

Ser madre es como vivir en un edificio aislado en construcción permanente, que es como decir que hoy estamos más solas que nunca. Hemos perdido referentes a nuestro alrededor, esos aprendizajes de lo que supone criar, amamantar y cuidar. Desconocemos lo que es maternar, pero también cómo es un bebé, una criatura pequeña, y lo que implica su cuidado y sus necesidades. Pensamos que una buena crianza de nuestros hijos es como un tratamiento. Necesitamos que nos den pautas precisas para que su tránsito hasta alcanzar su completa autonomía suponga el menor impacto posible en nuestro universo de adultos. Como decía la filósofa Carolina del Olmo en *¿Dónde está mi tribu? Maternidad y crianza en una sociedad individualista*, «nominalmente se ensalza y se defiende la infancia. Pero las largas jornadas laborales y los bajos salarios inclinan la balanza hacia una crianza que adiestre a los niños para reducir su impacto en la vida adulta».

Y no podemos fallar. Porque, al desconocimiento y al taimado adiestramiento en la crianza de nuestros hijos y nuestras hijas, hay que sumarle una exigencia monstruosa hacia lo que se espera de nosotras como madres, lo que esperamos nosotras mismas de la madre que somos. Nos exigen y nos exigimos tanto que la crianza se convierte en una experiencia abrumadora. Ante esto, Paola nos propone que apliquemos el respeto, no solo hacia las criaturas, sino también hacia nosotras mismas: «La crianza respetuosa empieza por una misma. Es imposible que seas respetuosa con tu peque si no lo estás siendo contigo». Es decir, seamos compasivas con nosotras mismas, dejemos de ser tan crueles. Estas palabras de la autora me unen a mi amiga Chus, quien, cuando ya no puedo con más, siempre me habla de esa compasión hacia nosotras. Si entre todas nos recordáramos esto más a menudo, si nos permitiéramos la queja desde la honestidad más brutal, quizá rebajaríamos el sufrimiento maternal. «Pienso que en muchos casos eso es lo que se esconde detrás de los gritos de las madres. El ritmo que llevamos. El peso que asumimos. El no poder más. La sobrecarga. Las madres estamos muy cansadas. Estamos agotadas», sentencia Paola. La crianza de las criaturas no es una cuestión personal, sino que es una cuestión colectiva. Por eso nos agota la maternidad, por eso se problematiza. Porque es imposible criar en un contexto individualista en el que las criaturas son tu responsabilidad, y a nadie más le importa. Un contexto en el que la crianza se ha profesionalizado. «Cada vez tengo más la sensación de que a veces las familias olvidamos lo que somos. No somos educadoras. No somos pedagogas. No somos maestras. No somos psicólogas. Somos madres y padres. Esa es nuestra función», matiza.

No recuerdo cuántas veces habré dicho de mi propia maternidad que conocía toda la teoría, pero que la práctica era otra cosa. «La teoría es solo teoría. La práctica la pones tú», escribe Paola. Vivimos cada paso que damos con desconfianza y temor. Confiamos poco en nosotras, en nuestro cuerpo, en nuestros hijos e hijas. También nos cuesta asumir que hay cosas que se escapan de nuestro control: la precariedad estructural, los alquileres imposibles, el precio de la cesta de la compra, la ausencia de políticas reales y efectivas en torno a la crianza y a los cuidados, que marcan inevitablemente lo que se nos permite hacer. ¿Hasta dónde llegamos? Es imposible alcanzar todo lo que queremos. Tampoco encontraremos respuestas para todo en este libro. Paola no va a darnos las claves para que nuestros hijos e hijas duerman bien, coman saludable, hagan ejercicio o desarrollen una exquisita inteligencia emocional. Ni sabe cómo poder hacer trampas al sistema para criarlos con dignidad. Sin embargo, nos aportará mucho más que cualquier manual de crianza trasnochado. Nos brindará el abrazo y la empatía que necesitamos cuando nos ahogamos en tanta duda, en tanta sobreinformación y en tanta incoherencia entre lo que necesitamos hacer y lo que muchas veces podemos hacer. Nos acompañará de cerca cuando caminemos al filo del acantilado del sistema para mostrarnos la realidad, con sus aristas y sus nubes de algodón. Porque, como dice la autora, «es importante que podamos aceptar la realidad tal y como es sin necesidad de esconderla».

Hace unas semanas, le decía a un padre en el parque que me encantaba ser madre, que era lo mejor que me había pasado en la vida, y a la par es curioso porque me sorprendo a menudo diciendo o pensando dónde me he metido. Esto último me ocurre cuando la realidad que se impone es la que me pesa: la de las negociaciones, la de las peleas entre hermanos, la de las rabietas infinitas al final de un día en el que se han enlazado preocupaciones, fechas de entrega inalcanzables y horas que no dan más de sí. No son mis hijos quienes me producen ese sufrimiento exquisito del que hablaba Adrienne Rich —a quien menciona Paola en las páginas de este libro—, sino la soledad, la exigencia, la profesionalización de la crianza, el trabajo precario y las labores invisibles que consumen mis días como si fueran la llama de una vela de cumpleaños. Paola me (nos) hace ver que siempre hay una renuncia porque a todo no se llega, que hacerlo todo es imposible. Pienso en esta idea que nos regala la autora como un espacio generoso en el que podemos encontrar cobijo cuando la maternidad nos desborda. Cuando dudamos de nuestra crianza imperfecta.

La maternidad puede ser el lugar donde todo empieza. Como este libro.

DIANA OLIVER,
periodista y autora de *Maternidades precarias*

Madrid, 9 de noviembre de 2022

INTRODUCCIÓN

Cuando se me abrió la posibilidad de escribir este libro, casi que no me lo creía. Apenas había salido el primero, en el que había volcado todo mi saber y experiencia sobre la etapa perinatal.

Pensaba: «¿Y qué más voy a decir?». Mientras le daba vueltas, llegué a la conclusión de que en *Madre* me quedé apenas a las puertas de la crianza. Apenas daba tres pinceladas sobre lo que viene a continuación del posparto y los dos primeros años. Y después de toda esa revolución, aún queda mucho camino por andar.

Así que pensé que iba a escribir un libro sobre crianza. Y ahí venía el segundo reto. Hay muchos libros de crianza. Muchos manuales en los que te dicen, según este o aquel experto, cuál es la mejor manera de hacer, de acompañar, de educar...

Yo no quería hacer eso. Percibía (y sigo percibiendo) la exigencia de las madres en consulta. En los grupos. En los encuentros de amigas.

Lo que pesan las palabras de los expertos, los estudios científicos, las últimas novedades. No quería colaborar a hacer todo ese peso aún más pesado. Lo que yo quería hacer era más bien lo contrario.

He recibido muchas reseñas de mi primer libro, públicas y privadas, y recuerdo dos con mucho cariño. La primera es pública y se puede leer en Amazon. Hay una mujer que comenta que leer mi libro es «como hacer terapia». Qué bonito, ¿no? Pensar que mi libro tiene ese efecto en algunas personas. Que ayuda a nombrar, a poner en su lugar, a deshacer el ovillo, a ordenar. Ojo, ningún libro sustituye una terapia, pero sí que nos puede ayudar a empezar a andar el camino.

Pensé al leerla que lo había hecho bien. Que eso era justo lo que quería. Nada de sentar cátedra. Sino más bien abrir preguntas, abrir espacio, dejar hueco para la subjetividad de cada madre. Un poco como hacemos las terapeutas en consulta. No te decimos lo que tienes que hacer, sino que te acompañamos a encontrar y andar tu propio camino.

La segunda reseña me la escribió una mujer por mensaje privado de Instagram. Me dijo que había pasado ya su fecha de parto, que estaba algo nerviosa por el momento, por cómo sería, por si sería capaz, por lo que vendría después... Se había comprado mi libro un par de días antes, así que lo empezó a leer en una de sus noches insomnes. Me decía en el mensaje que mi libro le había dado tanta tranquilidad que, al cabo de unas pocas páginas, el parto había empezado.

No me malinterpretes, no tengo el ego tan grande como para pensar que mi libro puede ayudar a nadie a ponerse de parto. Pero lo bonito es lo de la tranquilidad. Quitar peso. Aligerar. Confiar. Con ese mensaje, volví a tener la misma sensación que con la primera reseña: objetivo cumplido. Cuidar y acompañar a las madres, eso es lo que buscaba, y parece que, al menos en algunos casos, lo conseguí.

Así que, al plantear este segundo libro, para mí era importante no descuidar ese punto de vista. Es fácil perderse en dar indicaciones, en dar consejos fáciles, en vender que todas las soluciones van a poder encontrarse entre unas pocas líneas.

Pero yo no quería hacer eso. Yo quería hablar de crianza desde la psicología, claro, pero también desde la vivencia de las madres a las que acompaño y la mía propia. Quería hablar de lo que nos sucede a las madres en la crianza, de todo eso que nos cuesta tanto nombrar, de qué mueven nuestras criaturas en nosotras, y de cómo hacernos más fácil este camino de acompañarlas y acompañarnos.

Eso es lo que vas a encontrar aquí. Voy a ir recorriendo aspectos importantes de la crianza, esos que más nos preocupan, sobre los cuales más leemos. Voy a darte un poco de teoría para entenderlos, para darles un marco y un contexto. Luego, vamos a ver qué se nos mueve a las madres en esos aspectos. Voy a plantearte preguntas, a abrir interrogantes para que tú puedas escoger tu propio camino, confiando en tus recursos y en todo eso que ya tienes dentro de ti.

No, este no es otro manual sobre cómo ser la madre perfecta. Es un libro para encontrar y confiar en la madre suficientemente buena que ya eres.

Gracias por dejarme acompañarte a través de estas páginas en un trocito del camino.

1

EL INICIO DE TODO

Yo también era mejor madre antes de serlo.
Sobre el juicio y la maternidad

Es increíble la lista de «yo nunca» que podemos llegar a hacer antes de ser madres. Desde «yo nunca llevaré la teta fuera todo el día» hasta «uf, esto de ponerles pantallas en los restaurantes no me pasará jamás». Y, como si fuera el famoso juego con el que nos entreteníamos en nuestras noches adolescentes, acabamos bebiendo en todas las rondas.

Es muy fácil juzgar antes de atravesar la maternidad. Es muy fácil comentar que tú lo harías mejor, que no entiendes por qué tanto estrés, que no es para tanto. Casi casi nos colocamos en la posición de quien observa una obra y se atreve a hacer comentarios sobre lo lentos que van o lo sencillo que sería de esa otra manera. Qué fácil es comentar desde fuera. Qué fácil parece todo cuando no lo has vivido. Qué fácil es la teoría.

Sí, en los libros, en los posts de Instagram y en los blogs de crianza todo parece muy sencillo. Pero, luego, la mayoría de nosotras nos damos cuenta de que no lo es tanto. Generalmente, empezamos a apreciarlo ya durante el embarazo. Es maravilloso leer sobre ejercicio en el embarazo, sobre la importancia de una alimentación sana, de cuidar el suelo pélvico... Y tú de verdad piensas que vas a hacer todas esas cosas.

Pero llega el momento y quizá la barriga te pesa mucho. Quizá estás cansadísima de trabajar todo el día (porque aún no te han dado la baja) y lo último que te apetece es ponerte a hacer deporte. Quizá tienes unos antojos que no habías previsto. O tienes náuseas durante prácticamente todo el día y comes lo que puedes. Y así suma y sigue.

Con esto lo que quiero decir es que estamos muy acostumbradas a juzgar a las madres y a la maternidad en general. Juzgamos a las compañeras que son madres antes que nosotras. Juzgamos a nuestra propia madre. Y nos juzgamos también a nosotras cuando llega el momento.

Creo que nos es tan fácil juzgar porque la maternidad está, en general, muy alejada del ámbito público. No sabemos lo que es maternar. No lo hemos visto de cerca. No lo hemos visto íntimamente. No sabemos lo que desgasta, lo demandante y lo agotador que puede llegar a ser. Y, claro, en la distancia no parece para tanto, ¿no?

Una de las mujeres que participaba del grupo de bimaternidad que acompaño, comentó una vez que se había enfadado mucho con su marido porque le había dicho: «Bueno, yo veo a otras madres y no van tan cansadas como tú, no me parece para tanto». Es fuerte, pero es que a veces ni siquiera nuestra pareja se hace cargo de lo que la maternidad implica para nosotras. Empezando por nuestro cuerpo. La gestación. El puerperio. El tener un cuerpito (o varios) que dependen de ti y que necesitan a mamá todo el rato. Los brazos cansados. La espalda rota de portear. Las ojeras que delatan nuestras pocas horas de sueño. Los pezones que a veces duelen y gritan «ya no más».

Un día, una amiga, bromeando, me decía: «Es que nuestras parejas no van a poder devolvernos nunca lo que implican los dos primeros años de crianza para nosotras. Para nuestro cuerpo y para nuestra mente». Y la verdad que hay en esta frase solo la entiendes realmente cuando la has traspasado. Cuando la has vivido en tu cuerpo. Cuando la has experimentado.

Está bien no cumplir la expectativa que te habías hecho de tu propia maternidad. Está bien que pensaras que no harías unas cosas que ahora estás haciendo. Está bien también que tuvieses una opinión y ahora la hayas cambiado. Porque ahora lo estás viviendo. En tu cuerpo. En tu ser. Ahora sí sabes lo que todo eso significa.

La maternidad supone un continuo reajuste entre lo que queremos y lo que podemos ser y hacer, entre las expectativas en torno a nosotras como madres y lo que realmente acabamos siendo. También en cuanto a cómo serán nuestras criaturas y cómo acaban siendo. Es difícil a veces entender que «no siempre lo que quiero es lo que puedo».

Pero da paz cuando realmente integras la frase. A menudo, no somos las madres que queremos ser, sino las que podemos.

Generalmente, cuando interiorizas esto, cuando entiendes que todas las madres hacemos lo que podemos con lo que tenemos, el juicio disminuye muchísimo. El juicio a las demás va de la mano del juicio a nosotras mismas. Me explico. A menudo, lo que hacen otras madres nos remueve porque, de alguna manera, es como si nos cuestionase. Lo diferente nos hace preguntarnos si nuestra opción es la correcta, si lo estamos haciendo bien, si estamos siendo buenas madres. En gran parte, de ahí sale el juicio. De nuestra propia inseguridad. De nuestras propias dudas.

Cuando nos relajamos, cuando nos juzgamos menos, cuando nos abrazamos más, estamos más seguras de lo que hacemos. Lo diferente nos incomoda menos y también lo juzgamos menos. En cuanto podamos abrazar esta verdad, nos haremos el camino mucho más fácil. A nosotras mismas y también a las demás.

Si nos tenemos que justificar por pedir la epidural, es que algo no estamos haciendo bien. Sobre la exigencia en el parto

Últimamente han sido varias las mujeres que me han comentado que han sentido la necesidad de justificarse tras pedir la epidural. «Es que llevaba muchas horas, era una inducción, estaba cansada...». Y me preocupa, porque cuando esto sucede, es una clara señal de que el mensaje no está llegando bien. Si tenemos que justificarnos por querer hacernos según qué prueba, según qué ecografía o según qué parto, es que algo no se ha entendido de manera apropiada.

Obviamente, es necesario poder hablar de parto fisiológico. Es necesario estar informadas. La información es poder también durante el embarazo, el parto y el puerperio. Es importante conocer los riesgos de las intervenciones. En definitiva, necesitamos poder decidir dónde y cómo parir desde la información, sin coacciones, sin miedos y sin infantilizaciones.

Pero eso no quiere decir que haya solo una manera de hacer, que haya solo una buena decisión, que a todas nos vaya a funcionar lo mismo o que todas vayamos a sentirnos cómodas con lo mismo. Venimos de lugares, historias y vivencias diferentes y, por tanto, lo que sentimos que queremos hacer con nuestro parto (y con la crianza en general) va a ser también distinto. No todas tenemos que parir en una bañera en el salón de nuestra casa. Ni tampoco todas tenemos que parir en la sala de partos de un hospital.

Además, a menudo nos olvidamos de que gran parte del parto (y también del embarazo) escapa a nuestro control. Que no siempre las cosas van a salir como nosotras queríamos. Que no siempre nuestros deseos se van a hacer realidad. Que no siempre la expectativa se cumple. Que no siempre las cosas salen como esperábamos. Que en realidad no lo controlamos todo.

Es importante informarse, pero también es importante poder soltar toda esa información si es necesario. Es indispensable flexibilizar.

Entender que no es o todo o nada. Entender que hay puntos medios. Entender que hay una gran gama de grises y que, además, el gris es un color muy bonito.

Eso que te decía antes, de entender que lo que quieres no siempre es lo que puedes, empieza ya durante el parto. Si me estás leyendo embarazada, suelta la exigencia. Suelta el control. Suelta los dogmas. Suelta las listas del parto perfecto.

Este proceso es tuyo. Solo tuyo. No hay una manera perfecta de vivirlo. No es ningún examen. No has de sacar buena nota. Está bien que hagas un plan de parto. Está bien que pienses en las opciones que tienes, que pienses en tus deseos y en dónde crees que van a ser mejor atendidos. Pero también está bien que entiendas que es muy difícil poder hacer un plan de algo sobre lo que no tenemos el control absoluto. De algo que aún no hemos vivido. De algo que no sabemos cómo va a ser.

Lo que vengo a decirte es que te mantengas también flexible, que te mantengas también abierta. El plan de parto no puede convertirse en un corsé de exigencia. Recuerda que la jefa de este proceso sigues siendo tú. También cuando decides cambiar de opinión en el momento. También cuando ves que lo que quieres no es siempre lo que puedes. Incluso en esos momentos, sigues siendo la jefa.

Como te decía antes, esto no va solo del parto. El parto es solo el principio. Igual que redactamos un plan de parto, parece como si mentalmente nos hiciésemos también un plan de parto y un plan de crianza. Entonces, cuando alguno de los requisitos no se cumple, nos sentimos culpables, nos sentimos mal, nos sentimos malas madres.

Podemos empezar a ser conscientes de todas estas expectativas que nos hacemos y empezar también a moderarlas. A entender que no hay ninguna manera de hacer (ni el parto ni en el posparto ni en la crianza) que nos garantice un resultado concreto y mejor que los demás.

La importancia de vivir en paz con lo que sí pasó.
Sobre cómo nos contamos la historia

Una de las verdades más crudas con las que nos toca vivir es que no podemos cambiar lo que ya pasó. De hecho, es uno de los bucles más frecuentes en los que entramos las madres. Tiene mucho que ver con la culpa y lo que significa para nosotras. El quedarnos atascadas. Dando vueltas y más vueltas a lo que podría haber sido diferente. A lo que podríamos haber hecho diferente. A todos los posibles «¿y si...?» que puedan ocurrírsenos. Nos quedamos atrapadas ahí. Dando rodeos. Y la verdad es que habitualmente esto no nos lleva a ninguna parte. Al contrario: no nos ayuda, nos atrapa, nos desempodera y nos desresponsabiliza.

No, no podemos cambiar lo que pasó. Pero también te traigo buenas noticias. Sí podemos cambiar lo que nos contamos de aquello que pasó. En este capítulo estoy hablando del parto, pero esto que voy a explicarte lo puedes aplicar en cualquier situación de tu vida. A veces, lo importante no es en concreto lo que sucedió, sino la historia que escribimos. En qué ponemos el foco. Cómo narramos la historia. Qué matices le damos. A qué le damos importancia.

Vamos a verlo con un ejemplo. Imagínate que tú tenías muy claro que querías un parto lo menos medicalizado posible. Habías leído todos los beneficios de un parto no medicalizado. Habías leído todo lo que escriben las matronas en redes y en sus libros. Habías hecho el curso de hipnoparto. Habías preparado con tu pareja masajes por si había dolor. De hecho, habías preparado todo lo que se puede preparar. Pero luego llega el momento y resulta que te recomiendan una inducción. Te dicen que es lo más seguro para tu bebé, y accedes. La inducción no es exitosa y acabas pariendo por cesárea.

Hasta aquí los hechos objetivos; ahora lo importante es qué historia vas a contarte.

Puedes contarte que lo tendrías que haber luchado más. Que tendrías que haber sido más fuerte. Que no estuviste a la altura. Que tendrías que haber esperado más antes de la cesárea. Que tenías que haber defendido a tu bebé y a ti. Que ella o él merecía más de ti.

O, por otro lado, puedes contarte que te diste lo que necesitaste en ese momento. Que te regalaste escucharte. Que necesitabas hacer caso de lo que decían los profesionales sanitarios, y eso es lo que hiciste.

Si te lees la primera opción, verás la capacidad que tenemos de ser tremendamente crueles con nosotras mismas. Somos capaces de decirnos cosas que no nos atreveríamos a decirle nunca a otra mujer, a otra madre. Esto pasa con el parto, pero eso es solo el inicio. Porque esta exigencia, esta hostilidad hacia nosotras mismas, sigue y nos acompaña durante casi toda la crianza.

Podemos empezar a cambiar la mirada. A decirnos eso mismo que le diríamos a una amiga que nos contase la misma historia. Abrazarnos en las decisiones que tomamos en el pasado. Abrazarnos cuando acertamos y también cuando sentimos que nos hemos equivocado. Soltar la exigencia y mirarnos con amor.

Este ejercicio que te he propuesto con el parto, de cambiar el foco y de cambiar la mirada, lo puedes hacer también en tu día a día. Si hoy les has gritado a tus hijos, si has sido muy brusca, si has estado más pendiente del móvil de lo que querrías... Puedes empezar a poner la atención en tu diálogo interno. A las cosas que te dices. Puedes intentar mirar qué es lo que te ha desbordado, qué es lo que necesitas cambiar, y abrazarte con compasión. Abrazarte en el grito. En el despiste. En la fuga. Abrazarte también cuando te equivocas.

2

EL *PACK*: LA TETA, EL PORTEO, EL COLECHO Y EL BLW

¿Crianza con apego? Sobre qué es exactamente el apego

Cuando nos quedamos embarazadas, estamos ávidas de información. Internamente nos estamos preparando para ser madres. Estamos preparándonos para asumir una mayor responsabilidad, un mayor peso, y por eso necesitamos saber. A veces me imagino cómo debía de ser todo este proceso cuando aún no teníamos acceso a internet. Imagino que empezaríamos a compartir más ratos con nuestras compañeras madres. Que nos fijaríamos en cómo lo hace nuestra prima. Que iríamos a ver a nuestra cuñada. Que acompañaríamos a las madres en su día a día.

Hoy en día, como la mayoría de nosotras no tenemos esta red, lo suplimos buscando toda esa información en Google, en libros o en cuentas de Instagram sobre crianza. Cuando empiezas a indagar, te encuentras muy rápido con palabras como crianza respetuosa, crianza natural, crianza consciente o crianza con apego. A menudo, son usadas como sinónimos. En general, se refieren a un estilo de crianza que tiene en cuenta las necesidades y el sentir del bebé o de la criatura.

Pero, a menudo, también estos términos acaban reduciéndose a unos ítems muy concretos. Estos son cuatro, especialmente al principio de la maternidad: la teta, el porteo, el colecho y el método BLW (podríamos también añadirle el movimiento libre, pero ya hablaremos de ello más adelante). Parece que, si cumples estas cuatro categorías, ya estás siendo una madre consciente, natural, respetuosa y con un buen apego.

En realidad, qué absurdo visto así, ¿verdad? No es lo que hacemos lo que nos define como madres, sino cómo lo hacemos. La calidad de la relación con tu hija o hijo, tu propia calidad como madre, no puede medirse en cosas tan concretas. Es algo tan grande que no puede reducirse a una lista.

Sé que eso asusta. Las listas nos dan seguridad. Hay algo muy tranquilizador en pensar que si hago esto y aquello me aseguro la nota. Pero en la maternidad no funciona así. Y qué bien que no. Porque, si no, también nos sentiríamos muy limitadas. Nos sentiríamos encerradas. Y no va de eso. La maternidad debería ser libre.

Pero volvamos a uno de los términos más utilizados para definir este tipo de crianza, el de «crianza con apego». Yo, como psicóloga, cada vez que lo oigo no puedo dejar de preguntarme: «Pero ¿existe la crianza sin apego?». La respuesta es que no. Nuestros bebés siempre van a establecer un apego. Este apego puede ser más o menos sano. Más o menos enriquecedor. Puede ser incluso dañino para ellos en situaciones de negligencia. Pero siempre va a existir.

Me estoy adelantado. Empecemos desde cero. Vamos a ver qué es eso del apego. La famosa teoría del apego se construyó a mediados del siglo pasado, siendo John Bowlby y Mary Ainsworth sus máximos representantes. En la actualidad, se sigue desarrollando y se siguen aportando datos nuevos desde campos como la psicología o la neurociencia. Muy resumidamente, la teoría del apego propone que el ser humano nace con la predisposición de forjar vínculos con otras personas. Es algo innato en los bebés y que viene motivado por la búsqueda de protección, seguridad y refugio que su cuidador principal le brinda. Esta predisposición, estas ganas y deseo de conectar, se pueden ver ya en bebés muy pequeños.

Por ejemplo, se ha observado que bebés de pocos días intentan girar la cabeza (aunque esto les cueste muchísimo) si oyen la voz de la madre para poder mirarla. Desde aquí, desde esta disponibilidad afectiva del recién nacido, se va a construir el vínculo de apego, que no es más que el lazo emocional que establece el bebé con su cuidadora o cuidador principal (generalmente, la madre durante los primeros meses de vida). El bebé mostrará preferencia por su figura de apego, se sentirá seguro con ella, se mostrará receptivo a sus muestras de afecto y temerá separarse de ella.

En resumen, el apego es un tipo de vínculo afectivo, recíproco (también la madre se siente vinculada), asimétrico (es el bebé quien busca refugio en la madre y no al revés) y perdurable (empieza en la primera infancia, pero nos acompaña toda la vida) que se establece entre el niño y sus progenitores. Este vínculo será la base de la vida emocional y se inicia en los primeros momentos de la vida (de hecho, se sabe que empieza a forjarse ya durante el embarazo, con el famoso vínculo prenatal).

Así, las criaturas siempre establecerán un apego. Lo necesitan para sobrevivir. El trato que reciban de sus progenitores ante esta disponibilidad que ellas ofrecen determinará el tipo de apego. Determinará que la calidad del vínculo sea de mayor o menor calidad.

Por si te lo estabas preguntando, no, esto no depende de tetas, biberones, colechos o métodos de introducción de la alimentación complementaria. Esto depende de algo mucho más profundo. Esto depende de cómo nos relacionemos con nuestro bebé. De cómo atendamos sus demandas. De cómo de sensibles seamos a lo que le sucede. O de cómo de disponibles estemos.

De hecho, en 2001, el psicólogo y psicoanalista Peter Fonagy señaló los factores más importantes que determinan la seguridad o inseguridad del apego. Él nos habla del temperamento del bebé (hablaremos de ello más adelante), de la sensibilidad o la disponibilidad de la madre (si somos capaces de captar lo que les sucede a nuestras criaturas y si estamos disponibles para atender sus necesidades), de la presencia o ausencia de psicopatología en los progenitores (que seamos madres y padres suficientemente sanos) y del estilo de apego del adulto que se hace cargo del niño (es decir, nuestro propio estilo de apego). Como ves, no menciona ni un ítem de los que están en la lista de la famosa crianza respetuosa. De hecho, no menciona ni un ítem que pueda ser controlado a través de una *check list*. Porque la maternidad no se reduce a una lista. Las madres no cabemos en cuatro casillas.

En resumen, lo que quiero decirte en este capítulo es que esas cosas que tan importantes nos parecen al inicio de la maternidad, en realidad no lo son tanto. Las necesitamos para tener cierta guía, porque convertirse en madres da mucho miedo. Recuerdo a una madre que en una sesión individual me decía: «Yo estudié mucho durante el embarazo. Casi que me hice una tesis doctoral. Lo que podía comer. El ejercicio que debía hacer. Cómo facilitar un buen parto. En qué hospitales me iban a atender mejor... Pero, ahora que he parido, es como que la teoría se ha hecho mucho más amplia. Las asignaturas se han multiplicado. Y no puedo abarcarlo todo».

Esa sensación da vértigo. El no tener unas guías definitivas. El no poder abarcarlo todo. El no poder saberlo todo. Es verdad que da miedo. Pero también es la clave de todo. La gracia de todo. Madres, hijas e hijos no cabemos en *packs* ni en categorías. Somos mucho más complejos que eso. Y qué suerte.

¿Es la lactancia materna lo mejor para todos los bebés? Sobre lo que es mejor para las madres y sus bebés

La lactancia es, sin duda, uno de los temas que más espacio ocupa en los grupos de posparto que acompaño. Se habla sobre los primeros días. La subida de la leche. El buen y mal agarre. Se habla sobre el placer de dar el pecho. Sobre la sensación de bienestar, de disfrute, de fuerza, de poder. Se habla sobre lo desgastante que es la lactancia. Sobre la diferencia que esto implica con nuestra pareja. Sobre lo atadas que nos sentimos a veces. Sobre el cansancio. Sobre las noches duras e interminables. También se habla, y mucho, sobre la diferencia entre expectativas y realidad en la lactancia.

Hoy en día, es común que muchas de nosotras leamos sobre lactancia durante el embarazo. Que empecemos a prepararnos para todo aquello que vendrá después. Leemos infinidad de veces que la lactancia es instintiva, mamífera. Y, como mamíferas que somos, estamos preparadas para ella. La lactancia no debe doler. La lactancia es fácil si sabes cómo hacerla.

Esto es verdad. A medias. Es cierto que somos mamíferas. Es cierto que nuestras mamas están preparadas para amamantar. Pero también es cierto que somos animales sociales y que parte de la lactancia es aprendizaje. Está previsto que durante nuestra vida veamos a otras mujeres amamantar. Que observemos las posturas que facilitan el agarre. Que se nos cuente cómo es la demanda y qué hacer cuando nos notamos una obstrucción en un pecho. Que contemos con mujeres experimentadas a nuestro alrededor que puedan acompañarnos en todo esto.

La realidad es que la mayoría de nosotras esta segunda parte no la tenemos. No es de extrañar que haya tantas lactancias difíciles y dolorosas. Estamos muy solas. Quieres dar la teta, pero tu madre no te la dio a ti, y quizá tu abuela no tuvo leche. No has visto nunca a nadie dar la teta. Ni tienes a nadie alrededor que pueda guiarte en esto.

Me acuerdo de que en los primeros días en casa con mi primer hijo, le pregunté a mi madre: «Se pasa el día en la teta, ¿tú crees que está comiendo bien? ¿Tú crees que se alimenta bien?». Y ella, con pena, me decía: «Ay, yo puedo ayudarte en muchas cosas, pero en esto, hija, no lo sé. Lo siento, pero en esto no puedo ayudarte». Ella sabía mucho de biberones, de medidas, de cómo darlos, o de cómo quitar los gases después. Pero sabía muy poco sobre teta, mastitis, grietas y agarre. Y esta es la norma en muchos hogares.

Es verdad que somos mamíferas. Pero también es verdad que vivimos en una cultura y un tiempo determinados. En esta cultura y en este tiempo que nos ha tocado vivir, la lactancia no está en el centro. La lactancia no es fácil para todas. Además, se convierte en una cuestión de privilegio en muchos casos.

Durante mi primera lactancia, necesité el acompañamiento de una asesora de lactancia, un corte de frenillo, varias visitas de seguimiento y mucho esfuerzo, dolor y lágrimas. Para mi segunda lactancia, necesité la ayuda de una pediatra especialista IBCLC, de mi matrona que venía a verme a casa y de una osteópata pediátrica.

Esto requiere tener una base de mucha información, de mucho conocimiento de qué profesionales existen y de cómo pueden ayudarnos, y no todas las madres tienen acceso a ello. Además, requiere también de una inversión económica. La mayoría de estos profesionales no entran en la salud pública, así que cada visita es un golpe a la cuenta personal . Y, sí, digo personal porque a menudo somos las mujeres las que asumimos todos estos gastos. La asesora de lactancia, la osteópata, la fisio de suelo pélvico... deberían ser costes asumidos por la familia, no solo por la madre. Al fin y al cabo, el nacimiento, el posparto y la lactancia son cuestiones que forman parte de las responsabilidades mutuas al decidir ser madres y padres, no solo de las que parimos.

No todas las mujeres disponen de esa información ni de ese dinero. No todas las mujeres disponen de una pareja o una acompañante que les dé apoyo en todo este camino, a veces tan duro y cuesta arriba. Sí, somos mamíferas, que vivimos en una sociedad industrializada que dificulta mucho la lactancia. Quiero que entiendas esto porque el correcto establecimiento de la lactancia no es solo una cuestión personal, es una cuestión colectiva.

En este camino difícil que puede ser a veces el establecimiento de la lactancia materna exclusiva, también entra en juego una vieja compañera: la exigencia. Le damos mucho peso a la alimentación de nuestras criaturas. Le damos mucho peso porque, detrás del tengo o no suficiente leche, a veces se esconde un soy o no una buena madre. Puedo o no hacerme cargo de este bebé. Soy o no suficiente. Pero es importante recordar que esta asociación la hacemos nosotras. Esta asociación está en nuestra cabeza.

Tu bebé no piensa eso. Tu bebé no te juzga. Tu bebé no decide si eres o no una buena madre. Eso lo estás haciendo tú. Aquí hay un buen ejercicio que hacer en los momentos en los que sientas esas dudas.

Fíjate en cómo te mira tu bebé. Ese amor incondicional. Ese quererte entera. Ese quererte solo por ser. Ahora, intenta mirarte tú de igual manera. Mírate con el mismo amor. Con la misma entrega con la que te mira tu bebé.

Durante el posparto de mi primer hijo, saltando de blog en blog, me encontré con esta frase: «Puede que la lactancia no sea la mejor opción para todas las madres, pero es la mejor opción para todos los bebés». Fue pronunciada por Lavinia Belli de la Liga de la Leche de Noruega.

En el primer momento, me encantó. De hecho, creo que incluso la compartí en redes. No solo validaba lo que yo estaba haciendo, no solo le daba un sentido al largo camino que había recorrido, sino que además me confirmaba que lo que yo estaba haciendo era lo mejor. Era la mejor opción. La mejor decisión. No me había equivocado.

Ahora, más de cuatro años después, dos maternidades después y muchos acompañamientos después, no estoy de acuerdo con la frase. Entiendo que se refiere a las cualidades de la leche materna a nivel nutricional. Entiendo y también comparto que la leche materna, con respecto a la nutrición, es mejor que la leche de fórmula. Pero entiendo también que la lactancia es mucho más que nutrición física. Es nutrición física, pero también nutrición afectiva. Esta segunda es casi igual de importante que la primera.

En este sentido, en el de la nutrición afectiva, me pregunto hasta qué punto algo que no es bueno para una madre puede ser bueno para un bebé. Te lo explico con un ejemplo. No hace mucho, estaba viendo en terapia individual a dos madres. Ambas tenían una problemática muy parecida. Las dos se presentaban a las sesiones online con el relactador puesto, con la sonda directa al pezón y su bebé tomando teta. Ellas mirando cuánto había tomado. Las parejas pendientes de hacer el cambio y de volver a pegarles la sonda. Ambas estaban muy cansadas. Se sentían desbordadas. Las dos manifestaban: «La lactancia no me está dejando disfrutar del posparto. Solo cojo a mi bebé para que coma. Y luego lo suelto para sacarme leche. Casi no podemos salir a la calle con todo este lío de sondas y sacaleches. Estoy cansada. De mal humor. Solo quiero descansar. Tumbarme en la cama con mi bebé y simplemente disfrutar».

Esto, si no lo has vivido, puede parecerte un mundo paralelo. Pero es la realidad de muchas madres. Es aquí, en este punto, cuando yo me hago la pregunta: «¿Es la lactancia materna lo mejor para todos los bebés?». Y pienso, sinceramente, que puede no serlo. Tener a una madre cansada, preocupada, mirando mililitros de leche, sin poder descansar, sin poder disfrutar, no es lo mejor para un bebé. Creo que cuando una lactancia está siendo dolorosa (en un sentido amplio) para una madre, también puede llegar a serlo para un bebé.

Yo no sé tu límite. No sé hasta dónde hay que aguantar. No tengo las respuestas. Pero sí te digo que te escuches. Internamente. Escucha lo que necesitas, los cambios que necesitas hacer. Pregúntate cómo podrías disfrutar más y permítetelo. Dar la teta no te hace mejor madre. Y no darla no te hace peor madre.

Permítete ser flexible si lo estás necesitando. Regálatelo. A ti. Y a tu bebé. Creo que no hace falta decirlo, pero se puede dar un biberón con el mismo cariño, amor y presencia con el que damos la teta. Puedes dar el biberón piel con piel. Lo puedes dar siempre tú. Puedes acariciar a tu bebé mientras se lo das. Puedes cantarle. Susurrarle. Besarlo. Puedes conectar de igual manera dando ese biberón. Y es verdad que quizá la leche no será la misma. Pero el vínculo, lo mágico de ese momento, tu entrega y tu amor sí pueden serlo.

¿Odiaba Pikler a las madres? Sobre rigidez, flexibilidad y crianza

Hace un año, parió una amiga mía. Ella vive en otra ciudad, así que yo no estaba presente en su día a día. Pero sí que tenemos un grupo de WhatsApp de las amigas del grupo que somos madres. Ahí volcamos dudas, desahogos, memes y todo lo que apetezca. Un día, ella preguntó si teníamos algún remedio para los cólicos. Su bebé no paraba de llorar y estaban ya bastante desesperados. Yo le dije lo que sabía. El famoso probiótico y portear mucho. Cuál fue mi sorpresa cuando me dijo que no porteaban. Que según Pikler, no había que verticalizar a los bebés hasta que no fuesen capaces de sentarse por sí solos.

Yo no le dije nada. Sé cómo de molesto es que te estén corrigiendo o diciendo continuamente cosas sobre las decisiones que tomas. Pero sí me quedé muy sorprendida.

Al cabo de poco rato, me escribió otra amiga. Y su mensaje decía así: «Pero ¿a Pikler qué le pasaba? ¿Odiaba a las madres y quería complicarles la vida?». Y de ahí sale el título de este capítulo.

Obviamente, ya sé que Pikler no odiaba a las madres. Por cierto, Emmi Pikler fue una pediatra húngara que introdujo teorías muy importantes y revolucionarias en el campo de la educación infantil. Fue la creadora de la teoría del movimiento libre y la puso en práctica durante años en el famoso Loczy, el orfanato que dirigió.

Pikler aporta una mirada muy interesante sobre el desarrollo infantil. Básicamente, dice que los bebés se desarrollan de dentro hacia fuera. No hay que forzar su desarrollo. No hay que «estimularlos» demasiado (luego hablaremos de esto), sino que hay que confiar en su capacidad para avanzar. Ella afirma que desde la posición horizontal (la única a la que llega el niño por sí solo), es capaz de voltearse, reptar, gatear, sentarse, ponerse de pie y luego andar. Sin necesitar ninguna intervención del adulto.

Es necesaria su teoría. Nos ayuda a conectar con la confianza en nuestros bebés. A apoyarlos sin intervenir demasiado. A acompañarlos. Lo que pasa es que de una teoría bonita enseguida salen dogmas. Y de las recomendaciones hacemos imposiciones.

Como Pikler afirma que el bebé no debería estar en ninguna posición que no sea horizontal, desde la teoría del movimiento libre se cree que no deberían usarse ni hamaquitas ni tacatacas para andar ni tampoco mochilas de porteo. Entiendo la teoría. Pero comprendo aún más que somos madres y que nos hemos de poner la vida fácil.

No podemos perder de vista que muchas de estas teorías fueron elaboradas y estudiadas en instituciones y orfanatos. Es difícil poder extrapolarlas completamente a los hogares. Sí podemos traernos la esencia, pero quizá no todas las indicaciones. Lo que intentaba Pikler en el orfanato era que estas criaturas, tan perjudicadas por la pérdida del vínculo primario, pudieran desarrollarse prácticamente al mismo ritmo que otras de su misma edad que sí convivían con sus progenitores. Y encontró una manera de hacerlo posible.

Pero fuera de un ambiente hospitalario, fuera de un ambiente institucionalizado, no podemos olvidar que nuestros bebés crecen en el vínculo. Crecen en la relación, en el contacto. Y este contacto no puede estar limitado por unas pautas y normas. Para empezar, los primeros días de vida el bebé necesita estar encima del cuerpo de su madre. El cuerpo materno es el hábitat natural del bebé, y sigue siéndolo durante varias semanas.

La teoría está genial. Nos ayuda a ampliar la perspectiva. A hacernos preguntas. A poner la mirada en lo importante. Pero la teoría es solo teoría. La práctica la pones tú. Sin dogmas. Escuchándote a ti, a tu intuición y a tu sentido común. No es lo mismo usar la hamaquita veinte minutos, porque necesitas darte una ducha tranquila, que que el bebé se pase más de seis horas al día ahí. Y lo mismo me hubiese gustado decirle a mi amiga con el tema del porteo. En la institución donde trabajaba Pikler, no había suficientes brazos ni espaldas para portear a tantos bebés. Se lo tenían que poner fácil y encontraron la manera. Quizá tú puedas hacer lo mismo. No tienes por qué hostilizarte. Por qué cargarte los brazos o escuchar a tu bebé llorar en el cochecito.

Aquí me estoy centrando en el tema del porteo y el movimiento libre, pero esto podría aplicarse a cualquier otro dogma. Quizá te habías propuesto no usar chupete. No usar pantallas. No introducir biberones. No ofrecer azúcar hasta los veinte años. Lo que sea. Y quizá ahora ves que eso es demasiado rígido, que no puedes sostenerlo. Está bien así. Está bien poder salirse de los extremos. Está bien habitar los puntos medios. La gama de grises.

Es habitual que al inicio de la maternidad nos pongamos muy rígidas con la teoría y que pensemos que lo que nosotras hacemos es lo mejor. La mejor manera de criar. De alimentar. De llevar al bebé. Pienso que necesitamos esa rigidez un poco. Recibimos opiniones de todo el mundo, y es un momento tan frágil que quizá necesitamos estar un poco rígidas para afrontarlo. Pero luego, si todo va bien, vamos soltando. Nos vamos dando cuenta de que no existe la manera perfecta. La nuestra tampoco lo es. De hecho, nos damos cuenta de que ser perfecta, aplicar la teoría al cien por cien, es imposible.

Gran parte de la crianza es poder ser espontáneas con nuestros hijos. Poder disfrutar del momento. Poder gozárnoslo. Quizá hoy te apetece un helado en familia. Necesitas ofrecer chupete para descansar mejor. O de verdad quieres enseñarle esa película que tú viste de niña. Yo te vengo a decir que te lo permitas. Que, si la teoría la llevamos como un corsé, si sentimos que nos aprieta, si no nos deja respirar, quizá es que podemos revisar alguna cosa.

El BLW y los ataques de corazón. Sobre la crianza y el disfrute

El momento de introducir la alimentación complementaria es especial por muchos motivos. En parte, nos hace mucha ilusión empezar otra etapa nueva con nuestro pequeño. También nos genera cierta nostalgia, cierta conciencia de que hay una parte que estamos cerrando. Además, nos da también mucha curiosidad. Queremos saber qué opciones hay, qué aspectos son importantes, qué nutrientes deberíamos garantizar...

Aquí, en esta curiosidad, seguramente nos topamos, en algún momento, con las iniciales BLW. Esto de la jerga de la crianza me da para otro capítulo. Mi hermano, que no es padre, pero como buen hermano me sigue en Instagram, me dijo una vez que no entendía gran parte de las preguntas que me hacían en las rondas. Me decía que desde fuera le parecía un mundo paralelo, un lenguaje paralelo, y que se perdía entre tantas iniciales, números y cosas extrañas. Pensé que era un exagerado. Pero luego me paré a pensar: BLW, LME, PVDC, 40+5 SG, APLV, FIV, ACM, y suma y sigue. Sí que es verdad que tenemos un lenguaje propio. Y todo esto me sirve para poder pensar en la gran cantidad de información que adquirimos desde que estamos embarazadas. La gran cantidad de conocimiento nuevo. De aprendizajes. Hasta de nuevo lenguaje.

En fin, volviendo al BLW, imagino que muchas sabréis qué significa *Baby Led Weaning* (destete guiado por el bebé). Es un método de introducción de la alimentación complementaria que se basa en que sea el bebé quien dirija el proceso. Las personas adultas le presentamos los alimentos, pero es él quien decide qué se lleva a la boca y de qué manera. Además, si haces BLW presentas directamente trozos, no pasas necesariamente por las papillas o triturados.

Esto en teoría incentiva que el bebé tenga más capacidad para integrar diferentes texturas, para distinguir todos los alimentos, facilita la coordinación mano-boca y mil beneficios más que ahora no vienen al caso.

El problema muchas veces empieza cuando intentas llevarlo a la práctica. Cuando empiezas con este tipo de alimentación, pero estás sufriendo cada vez que tu bebé se lleva un trozo de comida a la boca. Cuando cada vez que hace una arcada piensas que se va a quedar sin aire o que se va a atragantar. Cuando no puedes darle de comer tú sola porque te genera demasiada ansiedad.

Está genial que el bebé pueda gestionar por sí mismo la comida. Pero también está genial que tú puedas disfrutar del proceso. Lo que queremos es que establezca una relación sana con la comida y con su nutrición. Quizá podemos empezar a preguntarnos cómo va a ser esta relación si nosotras estamos con un ataque al corazón cada vez que se lleva un trozo de comida a la boca.

Te digo esto porque a veces la teoría nos hace perder el foco. Como decía antes, nos vuelve rígidas y nos encorseta. No nos deja ver más allá. Pero si puedes coger perspectiva, si puedes abrir la mirada, si puedes ver el global, quizá la imagen se ensancha. Y quizá así puedas ver que tú también te mereces disfrutar de este proceso.

La crianza debería disfrutarse. Debería ser gozosa. Para nuestras criaturas, pero para nosotras también. El vínculo es disfrute. El apego es disfrute. A menudo se nos olvida. Se nos queda entre las páginas de los libros. Entre lo intelectual. Entre la teoría. Pero es esencial. Os merecéis disfrutar de este proceso. Haz lo que quieras, pero disfruta. Disfruta tú y disfrutarán también tus hijos.

«Si lo hago así, seguro que es feliz después». Sobre nuestra propia exigencia y la que ponemos en nuestras criaturas

La mayoría de las veces que optamos por una manera en concreto de hacer las cosas, en parte, se debe a que pensamos que así nuestra hija o hijo lo tendrá mejor en el futuro. Justo ahora que hablábamos del BLW, es muy común pensar algo parecido a: «Lo hago así porque, cuando sea mayor, le será más fácil llevar una alimentación equilibrada». O también con aspectos más emocionales: «Está siempre cerca de mí porque de esta manera tendrá un apego seguro y establecerá relaciones más sanas en el futuro». Entiendo perfectamente que todas estas afirmaciones u otras parecidas vienen del querer lo mejor para ella o él. Querer que sean felices. Que tengan un buen futuro.

Pero lo que pasa es que, a menudo, vienen también cargadas de exigencia. Hacia nosotras mismas, porque, claro, ponemos mucho es-

fuerzo en hacer las cosas de determinada forma. Y, de manera acci-
dental, esta exigencia acaba salpicando también a nuestras criaturas,
que tendrán que responder a todo ese esfuerzo que nosotras hemos
puesto.

A veces queremos tanto que sean esto o lo otro que nos olvidamos de
que ya son. Y nosotras también somos.

Vivimos mucho en el futuro y nos cuesta horrores vivir en el presente. En el famoso aquí y ahora. A mí me pasa con frecuencia. Estoy
jugando con mis hijos, en el salón de casa, y de golpe empieza. «Tienes que lavar los platos. Habría que arreglar la puerta del armario.
Uf, mañana hay piscina, habría que preparar la bolsa». Y una vez
empiezas, es muy difícil parar. Generalmente las criaturas, que sí viven en un presente continuo, te traen de vuelta.

Pero nos cuesta. Nos cuesta estar. Sin hacer. Sin proyectar. Sin pensar
tanto. Y lo que vengo a proponerte es que dejemos de proyectar tanto
en el futuro para decidir cómo criamos, que maternemos con lo que
tenemos ahora. Con lo que nos encaja ahora. Con lo que nos funciona ahora.

Y, sí, aquí también el cambio de mirada empieza por nosotras mismas. Nos exigimos continuamente ser mejores como madres. Hacerlo un poco mejor. Saber un poco más. Claro que está bien querer
crecer y mejorar. Pero también está bien poder amar lo que ya eres
ahora.

En la medida en la que nos podamos amar a nosotras enteras, con todo lo que somos ahora, sin exigirnos mucho, podremos hacerlo también con nuestras criaturas. Centrando el foco en lo que son ahora. En lo que necesitan ahora.

Además, no deja de haber algo de fantasioso en todo esto. Como si realmente fuese posible controlar lo que serán. Como si su única influencia fuésemos nosotras. Como si no tuviesen su propia subjetividad. Hace poco vi unas viñetas (de las cuales he sido incapaz de recuperar la autoría) en las que se explicaba todo esto a la perfección. En la primera viñeta veíamos a un padre que decía: «Yo siempre estoy cerca de mi hijo. Me sentí muy abandonado por mis padres, esto me ha causado un gran dolor y yo voy a evitar que a mi hijo le suceda lo mismo». En la siguiente viñeta, veíamos a ese hijo, veinte años después, sentado en la consulta de su psicólogo y le decía: «Es que el problema de todo es que mi padre nunca me dio espacio».

En la viñeta lo plantean con humor y, obviamente, es una exageración. Pero hay una parte de realidad. No hay manera de saber que lo que hacemos ahora va a garantizar su bienestar en el futuro. No hay manera de predecir cómo van a vivir lo que hacemos. Y sobre todo no hay manera de evitar que en algún momento se quejen de eso o de aquello que hicimos. Y está bien, también forma parte del camino.

Quizá lo importante es que aquello que hagamos sea porque nos encaja, porque nos parece interesante, porque nos llama la atención, porque nos sale espontáneo. No por esperar que en el futuro esto y lo otro.

Quizá sí que el BLW ayuda a que luego le sean más fáciles las texturas. Pero tú, ahora, ¿cómo lo ves? ¿Te apetece? ¿Te encaja? ¿Te sientes bien? Y lo mismo con todo el resto de los aspectos de la crianza.

Es peligroso también tomar decisiones de crianza esperando resultados. Al final, es una expectativa más, un peso más, que ponemos en nuestras criaturas. Si nos sacrificamos haciendo algo esperando un resultado, ¿qué pasará si no lo obtenemos? ¿Sentiremos enfado? ¿Rabia? ¿Rencor? Quizá sentiremos que nuestra criatura nos debe algo. Y ese es un muy mal lugar. Porque jamás nos lo va a poder devolver. Y nunca debería devolvérnoslo.

Así que lo que vengo a proponerte es que maternemos sin esperar nada. Que maternemos con lo que ahora resuena con nosotras. Con lo que sentimos que va con nuestra manera de hacer. Que encaje con nuestros valores. Que se adapte a cómo entendemos la infancia y el mundo como familia.

3

EL DESARROLLO INFANTIL

¿A qué edad debería gatear? Tres pinceladas sobre el desarrollo infantil

No es este el libro para hacer un recorrido largo sobre el desarrollo infantil. Existen ya amplios y completos manuales que tratan el tema de forma exhaustiva. De hecho, como ya mencionaba en mi primer libro, *Madre*, hay mucho más escrito sobre el desarrollo de los bebés que sobre qué podemos hacer y lo que nos sucede a nosotros, las madres y padres, con todo ello.

Dentro del desarrollo de los bebés, lo que a mí me interesa tratar en este capítulo es un concepto clave: el aprendizaje. Solemos pensar, o nos han hecho creer, que el aprendizaje va desde fuera hacia dentro. Que somos nosotras, las personas adultas, las que damos a las niñas y los niños lo que necesitan aprender en cada momento.

Pero a medida que leo, que estudio y que aprendo cada día con mis hijos, me doy cuenta de que funciona justamente al revés. Una de mis mayores maestras, la psicóloga y psicoterapeuta Celeste Vaiana, me explicó esto con una metáfora que creo que va a venir muy bien aquí.

Imagina que plantas una semilla. Preparas la tierra, comprando la adecuada según la semilla que vas a plantar. Pones la semilla en la tierra y la cubres. En un primer momento, la resguardas, la proteges. Luego, seguramente la vas a regar según el agua que sepas que necesita. Y la vas a poner en un lugar donde le dé la luz del sol. Cada día vas a ir mirando esa semilla. La vas a ir regando. Y confías en que, en algún momento, va a salir.

Pues lo mismo pasa con nuestras criaturas. Son esa semilla. Lo que necesitan para brotar, para desarrollarse, lo llevan dentro. Solo les hace falta un entorno adecuado. Los cuidados adecuados en cada momento. Y esa es la idea.

Hemos de poder confiar en que se van a desarrollar. En que van a aprender. En que van a crecer. No al ritmo que nosotras queremos. Ni en el momento justo que nosotras esperábamos. No funciona así. Una semilla de verano no va a salir en invierno. Por más que te empeñes. Y lo mismo sucede con nuestras hijas e hijos.

Nosotras y el mundo que los rodea, que cada vez se va a hacer más amplio, somos el abono. La tierra. El agua. El sol. Todo eso que les viene de fuera y que les ayuda a desarrollarse desde lo que ya tienen. Desde su propia verdad. Desde su propia espontaneidad.

Si miras a tu hija o hijo, vas a saber lo que necesita en cada momento. No necesitas ningún manual que te lo diga, te necesitas a ti, estando presente. Seguramente, al principio, cuando nació, lo tenías la mayor parte del tiempo encima, como esa semilla que necesita estar cubierta de tierra para poder crecer. No necesitabas que nadie te lo dijera, lo sentías así. Probablemente, en unas semanas viste que estaba preparado para pasar ratos cortos en el suelo. Y de ahí viste cómo empezaba a mostrar inquietud por volverse y quizá le pusiste algún juguete a los lados para animarlo. Luego, viste como empezaba a intentar gatear, y adaptaste la casa para que pudiese hacerlo con tranquilidad. Quizá un día te fijaste en como intentaba meter algo dentro de un bote, y te pasaste por la tienda de juguetes en busca de un juego de encaje. Y así sucesivamente. Observar y acompañar. Solo eso.

Vamos a ver esto con un poco más de profundidad volviendo al bebé que está en una manta de juego. Estirado, con su propio cuerpo, tiene todo lo que necesita para ir aprendiendo, para ir desarrollándose. Seguramente, en algún momento, sin ninguna intención previa, sus manos chocarán con su cuerpo y tendrá una sensación distinta. Quizá días más tarde, de pura casualidad, sus manos chocarán entre ellas y podrá cogerse una mano con la otra. Probablemente, le guste la sensación e intente replicarla. A partir de ahí, se dará cuenta de que con sus dedos pueden agarrar. Puede coger. Tal vez entonces intentará coger ese juguete que le queda lejos. Y no podrá. Y se frustrará. Llorará y se quejará. Como dice la pedagoga Rebeca Wild, ahí tendrá una de las primeras experiencias sobre límites. No llega a todo. No lo puede todo. Y aparecen la frustración y el enfado.

Si las adultas no resolvemos su problema al instante, si podemos acompañar y darle apoyo emocional para que pueda mostrar su enfado, para que pueda llorar, para que pueda desahogarse, probablemente en unos días o en unas semanas el bebé se va a ir esforzando para llegar al juguete. Hasta que lo consiga. Si por el contrario las adultas enseguida resolvemos su problema, si su llanto nos incomoda tanto que rápidamente le damos el juguete, él o ella aprenderá que la solución viene de fuera, que no tiene que esforzarse, que solo tiene que llorar para conseguirlo.

Ojo, que sé cómo de rápido se activa la culpa. Nos cuesta mucho sostener la frustración de nuestras criaturas. Hay veces en que le daremos en juguete y punto, porque no podemos acompañar el llanto. Está bien. No somos madres perfectas. A veces acertamos. Y a veces no. A veces podemos. Y a veces no. Nosotras también estamos limitadas, y ahí también hay aprendizaje para nuestras criaturas. De lo que aquí hablo es de una tendencia general. No de lo que sucede en un día en concreto.

Esto pasa de igual manera con niñas y niños más mayores. Seguramente, si tenéis hijas o hijos sobre los dos o tres años, habéis hecho ya algún puzle con ellos. Sabréis también lo frustrante que es acompañar ese proceso. Tú, como adulta, que todo lo sabes, ves perfectamente dónde va esa pieza. Sientes cierta impaciencia por que se ponga de una vez en su sitio. Cuesta mucho ver como ellos, con sus manitas regordetas y sus deditos aún un poco torpes, van probando, la van girando. Te miran. Quizá te piden ayuda. Se quejan. Te dicen que no saben. Cada vez es más tentador el tema de ponerle la pieza y acabar ya con esa tortura. Pero, si esperas, quizá unos minutos o quizá unas semanas, porque tal vez ese puzle era demasiado difícil para ellos, en algún momento podrán colocar la pieza. Y cuando veas sus caras al conseguirlo, ante esas caras de satisfacción, ante esas sonrisas, sabrás que todo el esfuerzo (el de pequeños y grandes) ha valido la pena.

Lo mismo pasa con hacer la croqueta, con gatear, con andar o con sujetar un vaso con sus propias manos. Ellos podrán hacerlo cuando estén preparados. Solo hay que saber esperar. Dejar nuestra ansia a un lado. Nuestra impaciencia a un lado. Dejando que el momento adecuado llegue. El suyo propio, que no está en guías ni en manuales.

¿Bebés de alta demanda? ¿Madres y padres de baja tolerancia? Sobre las etiquetas y lo que pesan

Cada vez más en las rondas de preguntas que abro en Instagram los domingos, aparece algo parecido a esto: «¿Cómo saber si tengo un bebé de alta demanda?». Esta pregunta, en ocasiones, me deja sorprendida y preocupada a la vez.

Entiendo perfectamente la necesidad de nombrar las cosas. De ponerles un nombre para describirlas. Para encontrar familias que están en la misma situación. Para buscar recursos. En definitiva, para tranquilizarnos.

Pero también entiendo lo peligroso que puede ser poner una etiqueta. Que ya no se pueda ver más allá de eso. Que ese nombre que en un principio nos salvó acabe convirtiéndose en una pesada losa.

Pero vayamos por partes. ¿Cómo nace el término «bebé de alta demanda»? Pues bien, la primera persona que empezó a hablar de bebés de alta demanda fue el pediatra William Sears. Quizá os suene porque también fue el primero en hablar de *attachment parenting* o de la famosa crianza con apego de la que hablábamos antes.

Parece ser que con el nacimiento de su cuarta hija se dio cuenta de que algo en ella era diferente de sus otras criaturas. Observaba que casi no aceptaba la hamaquita, que necesitaba brazos continuamente, que hacía más demanda de pecho y que no se conformaba con el chupete o el cochecito. Así, para poder explicar lo que le sucedía a su hija, acuñaron el término «bebé de alta demanda». De hecho, actualmente ya se habla de «niños de alta demanda», y me pregunto si en el futuro hablaremos también de adolescentes o personas adultas de alta demanda.

Parece que fue muy novedoso el descubrimiento del doctor Sears. Pero la realidad es que tiempo atrás ya se habían observado diferencias en el temperamento de los bebés. Y también se les había puesto nombre.

De hecho, no hace falta ser doctora para darte cuenta de que los bebés son diferentes entre sí. Sin ir más lejos, me viene un recuerdo claro de mi primer posparto. Solía acudir a clases de yoga posparto. Para mí, más bien eran cinco minutos de yoga y cincuenta de dar la teta. Ahí, con mi bebé en la teta, sin poder hacer la clase, observaba a las otras madres. Había algunas que tenían la suerte de poder hacer la clase entera ya que su bebé se dormía solo en la muselina. Otras que lo dormían en el pecho y conseguían pasarlo al cochecito y hacer gran parte de la clase. Y algunas, como yo, que teníamos bebés que aguantaban poco más de diez o quince minutos solitos en el suelo. ¿Teníamos bebés de alta demanda? Sinceramente, no lo creo.

Como os decía, en los años cincuenta, se habló ya del temperamento de los bebés. Se le llama temperamento al componente biológico de la personalidad, a lo que viene determinado por la herencia genética. Luego, mediante las experiencias que esta criatura vaya viviendo durante sus primeros meses y años de vida, se forjará el carácter. La mezcla del carácter y del temperamento es lo que dará lugar a la famosa personalidad.

En los años cincuenta, Alexander Thoma y Stella Chess iniciaron una investigación sobre el desarrollo de la conducta y la personalidad. Esta investigación duró más de treinta años y acabó en la descripción de tres tipos de temperamento en los bebés: fácil, difícil y reacción lenta (o niños difíciles de entusiasmar). Sí, yo también pienso que con treinta años podrían haber caído en nombres un poco más amorosos.

Pero vamos a ver con más detalle los tipos de temperamento:

— **Niños fáciles.** Son niños que presentan estados de ánimo de intensidad moderada y con tendencia al buen humor. Suelen tener ritmos biológicos estables, con patrones de horarios regulares. Tienen buena tolerancia a la frustración y buena reacción ante situaciones nuevas.

— **Niños difíciles.** Son niños con ritmos biológicos irregulares, con respuestas emocionales de intensidad alta y tendencia a manifestar emociones negativas (por ejemplo, irritabilidad o llanto). También muestran con más efusividad las emociones positivas. Les cuesta adaptarse a situaciones nuevas y tienen una tolerancia más baja a la frustración.

— **Niños de reacción lenta.** Muestran muchas características del temperamento fácil, pero muestran emociones menos intensas (tanto positivas como negativas). Se entusiasman menos y se enfadan menos.

Fijémonos un momento en los llamados «niños difíciles». Ahora vamos a ver las características de los bebés de alta demanda según la web *Bebés y más*: intensos, hiperactivos, absorbentes, necesidad de alimentación frecuente, exigentes, muchos despertares, insatisfechos, impredecibles, sensibles, necesidad de contacto, no se consuela por sí mismo, sensible a la separación. Se parecen un poco, ¿no?

Quizá te estés preguntando adónde quiero ir a parar con todo esto. Quiero decir que me preocupa la necesidad que tenemos de etiquetarlo todo. Entiendo la necesidad de estudiar el comportamiento humano, de entender por qué hacemos determinadas cosas, por qué somos como somos. De hecho, creo que de esa curiosidad sale este primer estudio del temperamento de los bebés. De poder entender que desde el principio todas las personas no somos iguales, que tenemos tendencias diferentes y maneras de hacer las cosas distintas.

Pero creo que no podemos caer en transformar eso en etiquetas que tapan todo lo demás. Tengo la sensación de que a veces nos cuesta tanto lidiar con el día a día, con la crianza tan precarizada que vivimos, con lo solas que estamos y nos sentimos, que necesitamos desmenuzarlo todo. Sentir que todo es diferente. Que todo es especial. Que todo es particularmente difícil. Entre crisis de lactancia, regresiones del sueño y alta demanda casi no podemos vivir la crianza en su plenitud.

Quizá podríamos aprender a soltar un poco. A entender que cada criatura es diferente. Y que lo que nombramos las madres tiene peso en ellos. Si lo nombramos como a un niño difícil, como un niño demandante, como un niño intenso, eso va a ser lo que él vea cuando se mire al espejo. De hecho, su primer espejo es nuestra mirada. Lo que ve en nuestros ojos cuando nos mira.

Sí, tal vez su demanda es alta. Pero quizá también podemos ver otras cosas. Podemos poner el foco en que tiene claro lo que quiere, en que tiene fuerza, en que tiene curiosidad, en que encuentra la manera de comunicarse. No hace falta volcarlo todo en un término. Las personas, y los bebés también, somos mucho más que una cosa, tenemos muchos más matices, y vale la pena apreciarlos.

Cuando se habla de bebés de alta demanda, a menudo se contesta que todos los bebés son de alta alta demanda, que probablemente con lo que nos estemos encontrando es con unos progenitores de baja tolerancia.

Comparto que, en general, los bebés tienen un nivel de demanda alto. Pero sí es verdad que, como veíamos con el temperamento, hay diferencias entre ellos. También comparto que a veces da la sensación de que nos hemos olvidado de qué es un bebé, qué implica, qué necesidades tiene. Y esto hace que nos sorprenda su nivel de necesidad y demanda.

Pero no, no creo que las familias que sienten que tienen bebés más demandantes sea simplemente porque tienen menos tolerancia y lo perciben peor. Me parece simplista. Me parece reduccionista. Además, esta expresión viene también teñida de culpa. Como si esa familia, esa madre, ese padre, no estuviese preparado para la crianza. Como si no fuese verdad que a veces la demanda desgasta muchísimo, que a veces querrías salir corriendo.

No creo que todo tenga que ser puesto en el bebé. Tapándolo con una etiqueta. Ni tampoco creo que todo tenga que ser puesto en los padres. Tapándolos con otra etiqueta. Creo en la subjetividad de cada familia. En el momento concreto en el que están viviendo. Con los recursos que tienen. Con el apoyo que tienen. Con las expectativas que se habían creado.

Creo, y abordaré este tema más adelante, que, en general, estamos muy solas en la crianza. Esa soledad es muchas veces la causante de tantas altas demandas, crisis de lactancia y regresiones del sueño.

No es natural estar veinticuatro horas sola, en tu casa, observando a un bebé. De hecho, en otras culturas, no se conocen las crisis de lactancia o de sueño. No les dan tanta importancia. No las viven tan mal. Quizá porque las madres están mucho más acompañadas. Quizá porque tienen a madres experimentadas cerca. Quizá porque la crianza, con todo lo que implica, está mucho más metida en la vida social.

¿Debería estimular a mi bebé? Sobre la importancia del vínculo en el crecimiento

Si buscas en Google «estimulación de bebés» (como yo acabo de hacer ahora), verás que enseguida aparecen cientos de resultados. Todos ellos proponen maneras de estimular a nuestra hija o hijo desde el primer día, o incluso desde el embarazo.

Entiendo perfectamente de dónde vienen todos estos resultados. Y entiendo también de dónde viene el interés de las familias al buscarlos. Queremos lo mejor para nuestras criaturas. Y queremos hacerlo lo mejor posible. Saber lo máximo posible.

Pero, si miramos un poco más profundamente, veo también cierta exigencia. Cada vez tengo más la sensación de que a veces las familias olvidamos lo que somos. No somos educadoras. No somos pedagogas. No somos maestras. No somos psicólogas. Somos madres y padres. Esa es nuestra función.

A menudo nos falta confianza en nosotras mismas. La inseguridad es tal que buscamos manuales que nos digan qué tenemos que hacer, cómo lo tenemos que hacer y en qué momento exacto debemos hacerlo. Lo entiendo. Pero mi idea es que las familias podríamos empezar a reconectar con la confianza en nuestro saber. En nuestro conocer. En nuestra intuición.

Además, cuando leo sobre estimulación temprana (en bebés con un desarrollo armónico), también me pregunto qué queremos conseguir con eso. Adónde queremos llegar. ¿Queremos que sean muy inteligentes? ¿Que les vaya bien en la escuela? ¿Que estudien medicina o se dediquen a la investigación en el futuro? ¿Desde qué lugar buscamos información sobre cómo estimular a nuestra criatura? Son preguntas que podemos hacernos para ser más conscientes de aquello que hacemos como madres y con qué objetivo.

Lo que quiero decirte es que la mayoría de las madres y los padres, de manera intuitiva, de manera natural, ya hacemos todo lo necesario para estimular a nuestras criaturas y darles lo que necesitan para crecer en cada momento. Te lo explico con un ejemplo. Imagina a una mamá que está dando el pecho a su bebé. Ella lo observa y ve como el bebé deja de mamar. Y la mamá le dice: «Parece que ya no quieres más. ¿Has tomado suficiente? ¿Ya no tienes más hambre? A mí me parece que sí. Vamos a esperar un poquito a ver si te animas a comer más». En este diálogo, que a la mayoría de las madres nos aparece de manera espontánea, está el aprendizaje. La madre le comenta a su hijo sus impresiones. Lo hace partícipe de sus observaciones. Le habla de él y de lo que capta de lo que él puede estar viviendo y sintiendo. Ya sabemos que el bebé, de momento, no nos entiende, pero entiende más de lo que parece y, sobre todo, comprende nuestros estados de ánimo y los elementos emocionales de la relación.

Estos elementos son básicos para el aprendizaje. Las criaturas aprenden en relación con sus progenitores. Aprenden con el interés que en ellos despiertan. Para progresar y aprender, necesitan sentirse queridas, ser importantes, sentir que sus avances le interesan a alguien, necesitan el calor de la relación, de la emoción. El aprendizaje es, al fin y al cabo, una cuestión puramente emocional.

Lo que quiero deciros es que la estimulación, en las familias suficientemente sanas con bebés que presentan un desarrollo armónico, ocurre y se presenta de manera natural. Sus primeros estímulos somos las madres y los padres. Nuestra voz. Nuestra piel. Nuestra sonrisa. Nuestra palabra. Una canción. Un susurro. Un abrazo. Un cuento. Un masaje. De hecho, el bebé va adquiriendo un sentido de corporalidad a través del contacto con la piel de la mamá, con la piel del papá, con los masajes que le hace mamá o por cómo le cambia el pañal papá. Va entendiendo dónde empieza su cuerpo y dónde empieza el del otro. El bebé, poco a poco, a medida que crece, se va dando cuenta de que nota algo diferente cuando se toca él mismo que cuando lo toca mamá. El primer sentido del yo, el corporal, se establece a través del contacto con alguien que nos quiere. Así de sencillo. Poner música de Mozart, hacer juegos concretos... Está genial si a ti te gusta. Si te ayuda a tener un marco con el que empezar. Pero no es obligatorio. Ni necesario.

Las familias estamos preparadas para acompañar a nuestras criaturas en su desarrollo. Tenemos los recursos dentro. Y nuestras criaturas también los tienen. Lo único que necesitan es un ambiente preparado para desarrollarse. Al principio, seguramente bastará con una mantita en el suelo para que haga sus croquetas. Pero luego la mantita se quedará pequeña y tendremos que preparar la casa para el gateo. Después, igual quiere empezar a explorar y descubrir también fuera de la casa. Y así sucesivamente.

Ese es nuestro papel: acompañar. A las familias nos falta recuperar la fe en nosotras mismas. Quitarnos de encima exigencias. Inseguridades. Dudas. Incluso información. Volver a conectar con lo que ya tenemos. Con lo que sabemos de manera intuitiva. Con lo que no hace falta que nadie nos cuente. Y creernos que podemos. Que sabemos. Que lo que necesitamos lo llevamos dentro. Y nuestras criaturas también.

Las criaturas crecen en la relación. Sobre las rutinas, lo cotidiano y el aprendizaje

El bebé y sus padres están en un continuo diálogo. Cuando lo alimentan. Cuando lo bañan. Cuando salen de paseo. Cuando juegan en el salón. Van nombrando y describiendo todo aquello que va pasando. Todo aquello que el bebé va viendo. Todo aquello que suponen que el bebé va sintiendo. Es justamente en este diálogo entre los padres y su bebé que se irán gestando las funciones psíquicas y neurológicas.

A menudo, cuando hablamos de la importancia del vínculo de los primeros meses, de ese contacto e interacción continua, se nos tacha de espirituales o esencialistas. Pero no es eso. Es neurología. Es biología. Ese intercambio emocional, intuitivo y sensible, aporta no solamente imágenes bellas y románticas, sino básicamente los fundamentos de toda la evolución, maduración y aprendizaje que vendrán después.

Tal y como explica la psiquiatra y psicoanalista Torres de Beà, en una situación normal las funciones psíquicas del bebé se crean gracias a las funciones psíquicas que las familias ponemos en marcha al cuidarlo. Vamos a poner un ejemplo concreto para entenderlo mejor. Tomemos la atención focal. Como dice el nombre, no es más que la capacidad de una persona para concentrar su atención en un foco y desatender provisionalmente todos los elementos de su entorno. Es esa capacidad que usamos mucho durante nuestros años escolares para poder reseguir una cenefa, hacer una suma o resolver una ecuación.

Pues bien, del interés y de la atención focal de los padres que le hablan, atentos a él, mirándolo a los ojos, por ejemplo, cuando le cambian, surgen el interés y la atención focal del bebé, que, concentrado en su madre y mirándola también a los ojos, participa en la conversación con sus sonidos, sus movimientos de brazos y piernas, e imitando sus expresiones faciales y movimientos de los labios. Viendo a su madre focalizada, es capaz de focalizarse.

De la misma manera que sucede con la atención focal, ocurre con otras funciones psíquicas. Así pues, de la comunicación afectiva con la criatura, de lo que las madres y los padres piensan y reflexionan mientras la atienden, de su expresión en palabras, lenguaje verbal o conversación constante con ella, surge la capacidad de pensar, reflexionar y comunicarse y, progresivamente, aparecen funciones tan importantes como el lenguaje y el pensamiento verbal.

Vamos a verlo ahora con un ejemplo más concreto. Imagínate a un papá que baña a su bebé. Esta es una experiencia que se repite a diario. Y, como toda situación que se repite, facilita el aprendizaje. Desde el momento en que el padre le va quitando la ropa al bebé, este va aprendiendo cada paso y cada palabra. «Mira, ahora te estoy quitando la camiseta. Un bracito. El otro. A ver, ahora la cabeza, ¡cuidado con las orejitas! Sí, ahora te saco el pañal. Venga, rápido al agua, que no cojas frío. ¿Está calentita? Qué gustito. ¡Cómo te gusta el agua! Venga, ahora te voy a enjabonar. La barriga, el pie, el culito... Atención, que te tiro agua en la cabeza. Cierra los ojitos. Un, dos y tres. Ya está, ya está. Venga, que toca salir. Vamos, rápido, que no cojas frío».

A través de esta experiencia tan cotidiana, el bebé va asimilando muchos conceptos: desnudarse, sensaciones de frío y calor, vestirse, abrigarse, mojarse... El bebé, poco a poco, va diferenciando y aprendiendo las palabras que expresan nuevas experiencias, y también las que expresan experiencias opuestas, como estar desnudo o vestido, estar mojado o seco, tener frío o calor, etc.

De hecho, yo misma me quedé sorprendida hace poco de que esto ocurre de manera natural. Mi hija pequeña, de poco más de un año, al acercarnos al baño, me señaló su ropita y me hizo un ruidito. Yo pensaba que era casualidad. Pero ella insistía. Se tiraba de la ropa. Y luego me señalaba la bañera. De manera natural, había aprendido que en el baño se quitaba la ropa. Había aprendido que esa experiencia le gustaba. Y había aprendido una manera de comunicármelo.

¿No es maravilloso? ¿Por qué quitarle la magia y la espontaneidad a un proceso tan bello? Lo mismo que pasa con la bañera sucede en otros momentos de la vida cotidiana de tu bebé. Cuando juega a la pelota con mamá, aprende sobre lo que está lejos o cerca. Sobre lo que es grande y pequeño. Sobre lo que está encima o debajo. Sobre lo que pesa y lo que es ligero. Cuando papá le prepara la cena, aprende sobre cómo se cocinan los alimentos, los distintos colores, lo que está crudo y lo que está cocinado. Aprende sobre esperar, lo que quema o lo que está frío.

Los pequeños de nuestras familias necesitan de estas experiencias. Será imposible que puedan pegar pegatinas debajo de una raya horizontal si jamás han jugado a esconderse debajo de nada. Si jamás han experimentado en su propio cuerpo la experiencia de estar debajo o estar encima. Si no han tenido a nadie que se lo haya nombrado. El aprendizaje empieza en la relación, en lo cotidiano y en lo sencillo, en el día a día.

4

EL JUEGO

Son solo cosas de niños. Sobre el juego y su importancia
para el desarrollo

Probablemente, alguna vez en tu vida habrás escuchado algo así
como «Es que te estarías todo el rato jugando, venga, va, que hay que
hacer cosas». Y es que es cierto. Las criaturas, si no las parásemos, se
pasarían el día jugando. Desde la mirada adulta, este juego a veces
no se comprende. Las «cosas de niños» se suelen considerar como
poco serias. Pero la verdad es que la función del juego es crucial en el
desarrollo infantil. Este empeño en jugar tiene un sentido. Y podemos apreciarlo rápidamente si nos paramos a observar un rato a
nuestras criaturas mientras juegan.

De hecho, Freud —médico y creador del psicoanálisis— llegó a una
conclusión importante observando a su nieto jugar. Se fijó en como
el pequeño hacía aparecer y desaparecer una rueda. La tiraba lejos
de él y luego la volvía a traer hacía sí. Una y otra vez. Sin cansarse.

Freud se puso a pensar en la situación de su nieto en ese momento. En lo que estaba pasando en su vida. E interpretó que, a través del juego, a través de ese aparecer y desaparecer, él trataba de elaborar la angustia que le suponía la aparición y desaparición de su mamá. Además, al hacerlo mediante el juego, podía arrojar la rueda lejos de sí para recuperarla a su antojo, tan lejos y tanto rato como él necesitase. A través del juego, podía contener su miedo, su angustia y su tristeza. Podía darles un lugar a sus sentimientos y jugar con ellos.

Así, Freud llegó a la conclusión de que el juego es trabajo psíquico. Nos ayuda a comprender, elaborar y repensar experiencias y vivencias. El juego es el trabajo de las criaturas. Jugar es aprender. A través del juego, el niño comprende el mundo y se comprende a sí mismo. Y mediante el juego también, desarrolla su curiosidad y su confianza, prueba cosas nuevas, experimenta, se fija metas e intenta alcanzarlas.

A través del juego se preparan también para lo que vendrá. Consiguen anticiparse. Seguro que de pequeñas habíais jugado a mamás y papás. Pues de eso va un poco la cosa. A través del juego, las niñas y los niños elaboramos cómo son nuestros progenitores con nosotros. Los recreamos. Los jugamos. Y así interiorizamos también la importancia de esos roles. Lo que significa cuidar. Lo que significa ser madre. Lo que significa ser padre.

Todo empieza en el juego. En la magia. Incluso el lenguaje. Vamos a verlo tal y como lo explica Selma H. Fraiberg, psicoanalista infantil. Imagínate a un bebé entre los nueve meses y el año. Quizá está gateando. Reptando. O estirado en el suelo tranquilamente. Mientras tanto, va practicando los gorjeos y ruiditos que puede hacer. Juega con sus propias cuerdas vocales, con su propia voz: agú, la, ta, da... Y así. De golpe, prueba otra vez: «Ma, ma, ma, ma». Y su madre, que lo oye, se acerca. Feliz. Con la sonrisa más grande que su bebé haya visto nunca: «¡Mamá! ¡Has dicho mamá! Sí, sí. Estoy aquí. Mamá. Mamá». El bebé no entiende que acaba de llamar a su madre. Simplemente estaba jugando. Quizá, en unos días, la escena se repetirá. Y el bebé seguirá sin entender que «mamá» significa madre. Aún no tiene la capacidad. Pero, como en un juego, sí que entenderá que cuando dice esas sílabas aparece esa persona que todo lo puede. Entenderá, jugando, que sus palabras tienen el poder de invocar a otras personas. Que le ayudan a conseguir cosas.

El juego es necesario para el desarrollo intelectual, motor y afectivo. A través del juego, los niños aprenden a conocer y dominar su cuerpo, a orientarse en el espacio y en el tiempo, a tolerar la frustración, a explorar, a crear, a razonar, a planificar, a tomar decisiones... El juego propicia el dominio del lenguaje y las habilidades sociales y de comunicación, nos ayuda a explorar el mundo, a conocerlo. Despierta nuestra curiosidad. Nos ayuda a elaborar experiencias pasadas y a anticipar esas que están por venir. Como veis, el juego es una parte importante de la salud mental, del bienestar y del desarrollo emocional.

En la sociedad hiperproductiva en la que vivimos, parece que existe la necesidad de que las criaturas hagan muchas cosas. Les llenamos las agendas de extraescolares, actividades y mil propuestas. Entiendo que la intención es buena, que queremos lo mejor para nuestras criaturas. Pero ¿quién define qué es lo mejor? ¿Nos hemos parado realmente a pensar en los beneficios de una tarde en el parque? ¿O de un rato haciendo construcciones con mamá? Podemos también bajar la exigencia en esto (con ellas y con nosotras). Jugar las nutre muchísimo. Y a nosotras también. De hecho, necesitan poco más que juego y acompañamiento para aprender y crecer.

¿Y cómo favorecemos que el juego haga todas sus funciones? Muy sencillo. Los dejamos que jueguen. A su manera. Con lo que necesitan en cada momento. El juego debería ser activo, espontáneo, libre y voluntario. Para todo eso solo necesitan un entorno adecuado (y, no, esto no va de cuartos de juego perfectos con muebles Montessori y una propuesta distinta cada día) y un vínculo seguro. Así de fácil y, a veces también, así de difícil.

Ya no sé ni cómo jugar con mi hijo. Sobre las madres y la espontaneidad

Quizá el título del capítulo os parezca exagerado, pero os prometo que es algo que me han dicho varias madres. Las adultas hemos perdido el juego. Bueno, no lo hemos perdido, está en nosotras, pero hemos desconectado de lo que significa jugar. Y hemos olvidado que lo hacemos cada día. Se nos ha quedado un poco entre las páginas de los libros, entre la teoría, la exigencia y las comparaciones... Sin ir más lejos, el otro día, una madre me decía que se sentía como una madre aburrida, que no sabía jugar con su pequeña. Yo le recordé que en la sesión anterior me había contado que había estado con su hija en la playa todo el día, y le pregunté qué habían hecho. Ella me contó que habían estado haciendo montones de arena, habían estado metiéndola en un cubo y luego sacándola, habían corrido hacia las olas y después se habían alejado cuando estas se acercaban demasiado... Mientras hablaba, se dio cuenta. Eso es jugar.

Jugar no es más que ser creativa. Es permitirse crear, descubrir, sorprenderse. El pediatra y psicoanalista Donald Winnicott decía que todo hacer se resume en el juego. Él afirmaba que la cultura no es más que un desarrollo del juego. Así, lo que a los adultos nos divierte, también es juego.

Para ponerte a jugar con tu hija o hijo, lo primero es abrir la mente a escuchar, descubrir, observar, improvisar. No hay reglas que valgan. No hay manuales. No hay imposiciones. Hay creación.

Basta con que te sientes cerca de donde está ella o él jugando. Y lo mires. Quizá no necesita más que eso. Que estés acompañando su juego sin intervenir. Solo dándole tu presencia. Puedes aprender mucho viéndolo jugar. Fíjate en cómo va tejiendo el juego. En cómo pasa de esto a aquello. En cómo el juego va creciendo y evolucionando.

Quizá, mientras estás cerca, en algún momento te pide que intervengas. Toma su invitación. Quizá quiere que seas el elefante. O que cojas el coche rojo. O que construyas con él. Puedes sumarte y hacer eso que te pide. Recordando que es su juego y que tú acompañas. No tienes por qué guiarlo o cambiarlo o decidir.

Con esto no quiero caer en la clásica teoría que se ha de seguir a raja-tabla. Me explico. Claro que es bonito que acompañemos el juego de nuestro pequeño sin intervenir. Pero quizá un día nos apetece propo-nerle ese juego al que jugábamos de niñas y que tanto nos divertía. Quizá nos apetece jugar a un juego de mesa. O hacer construcciones. Y está bien. Es positivo que hagamos propuestas. Probablemente, si no ofreciésemos puzles, nunca sabrían que les gustan. O si no les en-señásemos a jugar al escondite inglés, no lo aprenderían.

Lo que quería decir es que estaría bien no imponer. Podemos hacer propuestas, pero sin obligación. La imposición y la obligación matan la creatividad, y no queremos eso para el juego de nuestras criaturas. Recuerdo que durante el confinamiento las cuentas de Instagram de maternidad estaban llenas de propuestas de juego, manualidades, mesas sensoriales... Yo me sentí culpable al ver que no estaba ofre-ciendo nada de todo eso a mi hijo. No soy muy manitas, la verdad; no me interesa demasiado ni tampoco se me da bien. Pero me forcé. Por exigencia, por sentirme que yo también era como esas madres. ¿Y sa-bes qué? No funcionó. Mi pequeño no mostraba interés durante más de cinco minutos, yo me frustraba invitándolo y reinvitándolo a que jugase. Y él se iba hartando cada vez más. Así que decidí parar. Decidí dejar de exigirme. No hemos de jugar todas igual. No hemos de hacer todas las mismas cosas. Juega a tu manera, a lo que a ti te guste, a lo que a ti te salga. De nuevo, en esto, no hay guías.

En el tema del juego, como en tantos en la crianza, entran también las comparaciones. Generalmente, cuando nos comparamos, siem-pre perdemos. Ver a esa mamá que cuenta los cuentos mejor que yo.

A esa que hace mejor las manualidades. A esa otra que juega con la pelota... Pero es que la clave aquí es que nosotras no tenemos que ofrecerle todo a nuestras criaturas. Esto no va así. Te lo voy a explicar con una experiencia personal.

Hace poco más de un año, nos embarcamos en una aventura con otras familias. Decidimos alquilar una casa de fines de semana y vacaciones todas juntas, somos cinco familias. Cada una tiene su habitación, pero compartimos espacios comunes y convivimos. Está suponiendo un gran aprendizaje en muchos sentidos. Pero el juego es algo que quiero destacar. En esos espacios de convivencia, he tenido la oportunidad de observar cómo juegan las otras adultas con sus pequeños. Claro que he caído en la comparación, especialmente al inicio. Pero poco a poco he aprendido otras cosas. La primera es que, en vez de compararme y fustigarme, puedo coger ideas. «Uau, qué guay esa manualidad». «Ese cuento es muy chulo, voy a mirarlo». «Qué manera tan guay de involucrar a las criaturas en la comida». Convivir con otras familias nos ayuda también a incorporar recursos, a aprender, a crecer juntas. Pero otra cosa que he aprendido es que los bebés se nutren mucho del contacto con otras personas adultas. Poco a poco, van viendo qué es lo que pueden hacer con cada adulta y nos buscan para eso. Buscan a una de nosotras cuando quieren un cuento, a otra cuando quieren jugar a pelota, a otro cuando quieren abrir el cajón de manualidades... Y qué bonito. Porque así debería ser. Nosotras no debemos ofrecerles todo. No somos todo ni hemos de serlo. Lo que nosotras no podemos ofrecerles ya lo practicarán en otros lugares o con otras adultas. Tal vez harán manualidades en la escuela. Jugarán al fútbol con su abuelo o harán cocinitas con su tía. Quitémonos la exigencia. Disfrutemos de lo que sí aportamos.

Volviendo al tema de cómo jugar con nuestras criaturas, recuerdo que no hace mucho me escribió una madre por Instagram. Me decía que estaba preocupada porque su hija no quería jugar sola. Cuando estaban haciendo construcciones, les pedía a sus padres que hicieran las torres. Cuando jugaba a animales, les pedía a ellos que contaran toda la historia. También les pedía que hicieran los puzles por ella. No sé mucho más de la historia de esta familia, pero entiendo que en algún momento empezaron a jugar por ella. Quizá con una pieza de construcción, con un animal y cada vez más. Hasta que la niña casi que prefería ser la observadora que la protagonista.

Está bien que podamos pararnos a observar cómo estamos delante del juego de nuestras criaturas. Si les permitimos crear y si les permitimos equivocarse. Sin duda, resulta muy tentador decirle que no ponga ese trozo de madera, que se va a caer la torre. O decirle tú dónde va la pieza del puzle cuando lleva minutos dándole vueltas con sus manitas. Pero si te paras a pensarlo, resulta aún más tentador no hacerlo.

En este sentido, recuerdo que cuando mi hijo mayor era un bebé pasaba ratos en la manta de juego en el suelo. Un día empezó a intentar darse la vuelta. Hacía fuerza. Probaba y probaba y no lo conseguía. Recuerdo perfectamente las ganas que tuve de darle un empujoncito. Muy sutil, solo con un dedo, para ayudarlo. Pero recuerdo también esforzarme en no hacerlo. Tuvieron que pasar unos días, pero finalmente se dio la vuelta. Él solito. Inmediatamente después, me miró. Y su cara de satisfacción fue brutal. Era como si me dijese: «Lo he hecho yo solo, mamá». Él, intentándolo, había encontrado la manera de volverse. Haciendo pruebas. Viendo qué funcionaba y qué no. Había hecho un proceso de aprendizaje que ahora resultaba en que podía hacer la croqueta.

Pues un poco lo mismo sucede con las construcciones y los puzles. Si no les dejamos espacio para la prueba, para el error, para que vean que si colocan demasiado peso la torre se derrumba o que las piezas no encajan de determinada manera, nunca van a aprenderlo.

Por lo general, nos cuesta sostener la frustración de nuestras criaturas. Sobre todo cuando vemos que se enfadan, que se entristecen y que piden nuestra ayuda desesperadamente. Pero, quizá, en vez de solucionarles el problema, podemos sostener lo que está pasando. «Ya veo que estás enfadado. Jo, llevabas mucho rato intentando construir esa torre y ahora se te ha derrumbado. Debe de ser muy frustrante».

Así, nombrando lo que debe de sentir, estando a su lado, contenemos su frustración. Lo ayudamos y lo acompañamos a aprender algo de la situación. Aprenderán qué ha fallado en la construcción de su torre. Aprenderán qué es ensayo y error. Y aprenderán también sobre su propia frustración.

Como te decía antes, si hablamos de juego, estamos hablando básicamente de creatividad. No hay una manera correcta de jugar con nuestras criaturas, no tenemos que ceñirnos a ninguna norma, y esa es la gracia. Hace unos días, fui a pasar la tarde con mi abuela y mis dos criaturas. Ella, en su casa, tiene un cesto con serpientes de goma que habían sido de mi hermano y que a mi hijo mayor le encantan. Total, que mi hijo estaba ahí mirando las serpientes cuando entra mi abuela a la habitación y le dice: «Ay, un vendedor de serpientes, justo lo que necesitaba. Quiero una para mi casa, no puede ser muy grande ni tampoco muy pequeña... Y me gustaría que fuese verde». A mi hijo se le iluminó la cara. Estuvieron más de una hora con el tema del vendedor de serpientes, que luego evolucionó a mascotas y todo tipo de animales.

Mi abuela no tiene ni idea de la teoría del juego ni de lo que es importante ni de qué deberían aprender las criaturas jugando. Pero sí sabe divertirse. Sí se permite crear. Sí se permite imaginar y probar. Y eso es lo importante. No lo perdamos de vista.

Entre juguetes de madera y la torre de mando de *La Patrulla Canina*. Sobre juego y flexibilidad

Como decíamos antes, los bebés aprenden a través del juego. En realidad, y especialmente al inicio, necesitan muy poco para poder hacerlo. El primer juguete de los bebés es su propio cuerpo. Volvamos al bebé que está tumbado en su mantita de juego. Un día, por casualidad, conseguirá meterse el dedo en la boca, y la sensación le va a encantar. Así que intentará repetirlo una y otra vez para volver a experimentarla. Más adelante, empezará a hacer eso mismo, pero con otros objetos. Quizá ahora está probando cómo se mueven sus pies, jugando con ellos. Mientras lo hace, conseguirá darle un golpe al móvil que cuelga encima de él. Le gustará la sensación, el tintinear de las piezas, el movimiento de los animalitos. Así que intentará repetirlo. Una y otra vez. Empezará a entender que puede actuar sobre los objetos. Que puede moverlos, voltearlos, acercarlos y también tirarlos al suelo.

Seguramente te has cansado de recoger el maldito sonajero que tu bebé tiraba de la trona cada dos minutos (o menos). De hecho, hay familias que acaban atando los juguetes al cochecito o a la trona para acabar con la tortura. Pero la verdad es que los niños están jugando y, por tanto, aprendiendo. Tiran el sonajero y ven como se cae. «Si suelto las cosas, se caen». Y luego quizá vuelven a esas dos sílabas que comentaba antes y que lo arreglan absolutamente todo: «Ma-ma». El sonajero vuelve a aparecer, y a empezar de nuevo. Con el juego experimentan, prueban y obtienen aprendizaje.

En ese momento, del famoso sonajero que cae al suelo, ya coordinan varias acciones. Tirarlo y reclamarlo. Ya no lo harán al azar, sino que esas acciones irán destinadas a conseguir un objetivo. Por ejemplo, son capaces también de apartar ese peluche que se encuentra entre ellos y el cuento al que quieren llegar.

Además, en este famoso tirar-recuperar, probablemente está interviniendo otro factor importante que el bebé está elaborando: la permanencia del objeto. El nombre puede sonar complicado, pero el concepto es muy sencillo. Simplemente, significa que el bebé está aprendiendo que, aunque no vea un objeto, sigue existiendo. El objeto permanece. Este constituye el gran logro de los primeros dos años del bebé. Es el conocimiento de que las personas y los objetos existen en el tiempo y en el espacio. Estén o no presentes. Se vean o no. Se inicia hacia los siete o nueve meses y no termina de desarrollarse por completo hasta más o menos los dieciocho meses.

¿Os acordáis de las famosas sílabas «ma-ma»? Pues estas también le ayudan a entender que el objeto sigue existiendo. Mamá no está. Pero puedo invocarla, como si se tratase de un truco de magia, a través de mis palabras. Digo «mamá» y mamá viene. Quizá no puede venir físicamente, pero viene también a mi mente. Me visita. La recuerdo.

En este período, en el que se construye la permanencia del objeto, es común que jueguen a aparecer-desaparecer (sí, también tirando el sonajero de la trona). Y las madres, desde nuestra intuición, a menudo captamos el momento en el que se encuentra nuestro bebé y es cuando empezamos jugar al famoso juego del «cucú-tras».

Poco tiempo después, el bebé irá manejando cada vez más coordinación de acciones. Alrededor del año y medio, podrá ya usar una pala para aproximar o alejar objetos. Y cada vez el juego se alejará más de la exploración sensorial (tocar, chupar, chocar...) para pasar a ser un juego más instrumental.

Más o menos en esta etapa empieza también el juego simbólico. Es el tipo de juego más representativo de la infancia y quizá la piedra angular del juego. Básicamente, consiste en simular situaciones, objetos y personas que no están presentes en el momento. No es nada académico ni fuera de nuestro día a día. ¿Recordáis a mi abuela y las serpientes? Eso es juego simbólico. No hace falta leer ninguna teoría. Si nos abrimos, el juego brota de modo espontáneo.

El juego simbólico es importante para el desarrollo infantil y para su relación con familiares y con otras niñas y niños. Para poder simbolizar, en primer lugar, hay que ser consciente de que las cosas que no vemos existen (sí, la permanencia del objeto) y, en segundo lugar, hay que ser capaces de representarlas en nuestra mente (el bebé que llamaba a su madre para invocarla en su mente). Todo eso que se aprendió jugando, es necesario ahora para poder seguir avanzando. El juego simbólico es la base del lenguaje y del aprendizaje. Que un zapato pueda representar un teléfono es la base para que luego la letra A pueda representar el sonido A. Todo esto tan importante empieza a gestarse en esta etapa y lo hace, cómo no, a través del juego.

Aparece de manera muy sutil alrededor de los dieciocho meses. El bebé empieza a identificar el uso de los objetos en la vida diaria, de forma que realiza acciones o gestos asociados con esos objetos, pero fuera del contexto real en que son usados. Por ejemplo, bebe de un vaso vacío o se tumba encima de un cojín como si fuese una cama.

Este juego se irá volviendo más y más complejo con el tiempo. Hasta que finalmente podrán representar historias con cuatro dinosaurios de plástico. Los dinosaurios se enfadarán, lucharán, se reconciliarán y hasta trabajarán juntos. Quizá un dinosaurio le dirá a otro que ya no quiere ser su amigo. O le pegará. O cualquier cosa que le haya pasado a la criatura en el colegio y necesite ser elaborada a través del juego.

Como veis, no hace falta mucho material para estimular el juego. En realidad, en esto también, menos es más. Cuanta menos forma tenga el juguete, cuanto menos estímulo, más trabajo podrá hacer el pequeño.

Ahora bien, a veces con el tema de los juguetes también perdemos el foco. Obviamente, lo ideal es tener juguetes de materiales naturales, con pocos ruidos, pocas luces, etc. Y, obviamente, en esa primera fase de exploración sensorial de los objetos, el aprendizaje será más rico si los juguetes son de diferentes texturas y materiales que si son todos de uno solo.

¿Quiere decir eso que los juguetes de plástico sean el diablo? No. El plástico es un material más. Los pequeños de la casa también pueden sacarle provecho, mientras no sea el único. Además, os he explicado todo el rollo del desarrollo del juego para que podamos ver que lo importante no es qué juguete exactamente está usando, sino cómo está usando ese juguete. Qué función le está dando. El móvil que el bebé tenía encima podría haber sido un libro de tela a su lado. El sonajero que tira de la trona podría haber sido una cuchara. Y los dinosaurios con los que tiene aventuras podrían haber sido La Patrulla Canina.

Sí, también puede haber juego simbólico con la famosa torre de mando y los miembros de la patrulla. Pueden jugar a relacionar a los diferentes perros entre sí. Pueden construir historias. Recrear situaciones. En el juego no es solo el qué, sino el cómo.

Así que, oye, si a ti o a tu madre os apetece regalarle la torre de mando para su siguiente cumpleaños, daros el gusto. Seguramente lo va a flipar y va a dar paso a muchas historias y aprendizajes nuevos.

A veces me aburre jugar con mi hijo. Sobre el juego y la exigencia

No es ninguna sorpresa decir que, en general, las familias criamos muy solas. Los primeros meses de posparto la mayoría de las madres o los padres están en su casa, solos, muchas horas con un bebé. Luego, a medida que el tiempo pasa, quizá el número de horas disminuye, pero la soledad no. Quizá vais a alguna tarde al parque y ahí estáis con otras familias. Pero poco más.

Dos personas son muy pocas para criar a un niño. Cuando estás en plena crianza, lo ves claro. Yo no sé exactamente cómo debía de ser esto antes, en otro tiempo o en otro lugar. Pero sí me puedo hacer una idea. Me imagino que las madres debían de reunirse por las mañanas y que quizá hacían las tareas, lavaban la ropa, cocinaban... juntas y con los bebés alrededor. Quizá las madres tenían muy cerca a tías, primas, cuñadas... que suponían más brazos si ellas necesitaban darse un respiro. Y los niños crecían con otros iguales. Jugando juntos. Y con más referentes adultas. Aprendiendo de todas ellas.

De poco sirve evocar esas imágenes porque no es nuestra realidad, ya lo sé. Pero quizá sí sirve para hacernos una idea de qué es lo que nos pasa.

A menudo, cuando una madre se atreve a confesar que le cuesta estar con su hija o hijo, que le cuesta estar con su bebé, incluso que la aburre a ratos, lo hace llena de culpa. «Si me cuesta, será que soy una malísima madre». Y no; somos madres humanas. Como tales, necesitamos muchas cosas que no estamos teniendo.

Exigirse estar ocho horas o más a solas con un bebé y dando presencia plena es, simplemente, demasiado. No se puede. Es que, de hecho, es psicológicamente imposible sostener la atención tanto rato. Eso es lo primero que tenemos que entender. No hace falta que estemos al cien por cien todo el rato. Puede haber ratos de descanso. Puede haber ratos de hacer otras cosas y que nuestros bebés nos acompañen en ellas.

Hace algún tiempo, una tarde, dejé a mi hijo mayor, que debía de tener un poco menos de dos años, con mi hermano pequeño. Al volver, le pregunté a mi hermano qué tal habían estado, y me dijo que muy bien. Luego me dijo una frase que recordaré siempre: «En realidad, estar con un niño es como meditar, si lo vives así, no es tan difícil». En un inicio me sorprendió la comparación. Pero a medida que hablábamos, lo vi claro.

Estar con un bebé, o con un niño más mayor, supone, en cierto grado, estar con nosotras mismas. El futuro, el pasado, las cosas por hacer, el trabajo remunerado... no existen en la mente del niño. Existe el ahora. Este momento. Este espacio. Esto, estar en el aquí y ahora, a muchas adultas nos cuesta muchísimo. Primero, porque no tenemos el hábito de hacerlo. Y segundo, porque nos pone delante de lo que de verdad hay en nuestro interior. Detrás de todo el ritmo acelerado y el no poder parar.

A veces, lo que nos pasa no es aburrimiento, es que nos cuesta parar. Igual que nos cuesta hacer la meditación guiada que nos prometimos que haríamos, nos cuesta estar con nuestras criaturas. No por ellas. Por lo que implica.

En esto, también podemos bajar la exigencia. Si quisiéramos empezar a hacer cualquier actividad nueva, probablemente no empezaríamos exigiéndonos hacer cinco horas diarias. Pues con esto vamos a hacer lo mismo. Empieza por algo razonable. Diez o quince minutos.

Deja el móvil en otra habitación (básicamente, porque supone una fuente de distracción y de pérdida de foco increíble). Ahora, siéntate cerca de donde esté jugando tu pequeño y simplemente observa. Mira cómo mueve las manitas. Cómo coloca los pies. Cómo juguetea con los dedos curiosos para llegar al juguete que está buscando. Las voces que pone. La sonrisa al ver que estás ahí. Mira su pelo. Sus rizos. Sus mechones. Su mirada. Participa si ella o él te lo pide. Únete al juego. Coge ese personaje. O cómete esa comida que te ha preparado.

Probablemente, durante esos minutos tu cabeza va a querer irse. Te van a venir pensamientos sobre las lavadoras que quedan por poner. El mail que te quedó pendiente. Ese wasap que tienes que responder. Está bien. No lo juzgamos. Simplemente, como cuando meditamos, les damos un lugar en nuestra mente y luego los dejamos salir. Y volvemos a lo que estábamos haciendo: estar ese rato con nuestra criatura.

Quizá la primera vez se hace difícil, pero verás que poco a poco le vas cogiendo la práctica y que, probablemente, te sienta bien. Si quieres, también de manera paulatina, puedes ir ampliando los minutos. Un poco más cada día.

Una nota sobre las pantallas

Existen tardes en las que estás simplemente agotada. En las que te has pasado la mañana con un bebé que demandaba. Apenas has podido ducharte. Quizá también te has encargado de cosas de la casa. Además, has enviado algún mail del trabajo remunerado. Has ido a buscar a tu mayor y ahora no quiere parar de jugar. A correr. A perseguir. A saltar. Y tu cuerpo hoy simplemente no puede más.

Está bien que no pueda. Está bien que podamos escuchar nuestro cuerpo y hacerle caso. Que podamos decirles a nuestras criaturas: «Hoy estoy cansada, tú puedes jugar a correr si lo necesitas, pero yo me quedaré aquí. También puedes traer un cuento y lo leemos juntos. O montamos un puzle o hacemos un castillo». Qué bonito que ellos también vean que su madre se escucha, que su madre tiene en cuenta sus propias necesidades, que está en contacto consigo misma.

Quizá habrá algún otro día que no puedas ni con un cuento. Que necesites un rato para ti. Que necesites cocinar la cena. Lo que sea. Y decidas poner una peli.

Yo no soy una experta en el tema de las pantallas, así que no voy a citar estudios científicos de los riesgos de poner pantallas a los menores de dos años. Creo que todas somos ya bastante conscientes. Lo que a veces no nos queda tan claro es el tema de la gama de grises.

Entre que tu hijo vea tres horas de tablet cada día y cero pantallas hay una gama de opciones increíbles, y a veces las perdemos de vista. En mi casa, por ejemplo, nos gusta el cine. Somos cinéfilos. Nos gusta mucho compartir una película con nuestro hijo. Nos gusta ver como se ríe, como se emociona, como disfruta compartiendo esa afición con nosotros. Y ahí está la clave, de nuevo no es el qué, es el cómo.

No es lo mismo ver veinte capítulos diarios de *La Patrulla Canina*, que ver un corto mientras mamá hace la cena o ver una película en familia.

Ahora quiero que viajes un momento a tu infancia. Que recuerdes qué hacías al volver del cole. Qué acceso tenías a la televisión. Cuánto rato de televisión veías cada día. Cómo vivías ese ratito en que tu madre te dejaba ver un capítulo de la serie que te gustaba. Cómo era poder incluso compartirlo con ella. Explicarle la trama. Decirle cuál era tu personaje favorito.

Yo recuerdo con mucho cariño esos momentos con mi familia. Recuerdo que los fines de semana escogíamos una película. Bueno, me dejaban escoger a mí, y la veíamos juntos. Mi padre traía pizza. O las hacía en el horno de casa. A veces también había palomitas. Me encantaba esa sensación. Me encantaba sentir que mis padres estaban compartiendo conmigo eso que a mí me gustaba tanto. Me encantaba poder ver que se reían en los mismos momentos que yo. Comentar con ellos la película. Que mi madre me aclarase cosas que yo no había entendido. O que mi padre se riese de chistes que yo aún no había cazado.

Os digo esto porque el plan de pizza y peli era un plan chulo en la mayoría de las infancias. Quizá, a veces, podemos salirnos un rato de la teoría y conectar con nosotras mismas. Con nuestra infancia. Con cómo lo vivimos. Con cómo lo sentimos cuando éramos pequeñas. Y así quizá encontrar el cómo lo queremos vivir ahora. Encontrar nuestra manera, que no tiene por qué ser como la de nuestra amiga o vecina. Será la nuestra, la que nos haga sentir cómodas y felices. La que nos haga disfrutar.

5

LAS RABIETAS Y LOS GRITOS

¿Es posible no gritar en la crianza? Sobre gritos que se escapan

Creo que tocar el tema de los gritos es tocar otro de los «yo nunca» más grandes de la maternidad. Estoy casi segura de que, cuando nos quedamos embarazadas, ninguna de nosotras piensa que en algún momento del futuro gritará. Quizá, en alguna parte de nuestro subconsciente, recordamos los gritos de papá o de mamá. Recordamos el miedo que nos daba.

Realmente, un adulto gritando da mucho miedo. Una persona tres veces más alta que tú. Mucho más fuerte que tú. Que tiene un tono de voz mucho más alto que tú. Que te mira desde arriba y te grita. Sí, visto desde el lugar de las criaturas, damos un poco de miedo. De hecho, el psicoanalista Bruno Bettelheim cuenta en su libro *Psicoanálisis de los cuentos de hadas* que las figuras de los ogros y los gigantes en los cuentos clásicos representan a las personas adultas. Son figuras grandes que dan miedo, pero que a la vez son torpes, se caen y los protagonistas (las niñas y los niños) pueden engañarlas fácilmente. A través de los cuentos de hadas, pueden ganarles a los gigantes. Pueden ser más fuertes que ese adulto tan grande que tanto grita.

Es curioso que la mayoría de las madres a las que he conocido hayan gritado alguna vez. También casi todas las madres a las que he conocido se han sentido culpables por ello y les cuesta hasta reconocerlo. Como si cada vez que leen algo en Instagram sobre «educar sin gritos» se sintieran, a su vez, regañadas por la pedagoga, la psicóloga, la experta en crianza... que escribe el post. De hecho, si buscas en Google «gritar a mis hijos» verás que las sugerencias que aparecen son: cómo dejar de gritar a mis hijos, consecuencias de gritar, sentirme culpable por gritar...

La mayoría de las madres que gritan no están orgullosas de ello y no piensan que esa sea la mejor manera de educar. Son pocas las madres que gritan porque creen que eso sea lo mejor para las criaturas, que realmente justifiquen y defiendan los gritos.

Si me preguntas a mí, está claro que yo también pienso que es mejor intentar no gritar. El grito, en general, dice más de nosotras que de nuestras criaturas. Aunque de manera inconsciente lo sabemos, a veces nos cuesta verlo. Es fácil que cuando perdemos los nervios le digamos a nuestro hijo: «Me estás poniendo nerviosa». Pero ¿son ellos realmente los que nos ponen nerviosas? ¿Dónde está la responsabilidad de esos nervios? No, no son ellos. Somos nosotras. En general, tenemos muchos motivos para estar nerviosas, pero entraremos en ello con calma luego.

Los gritos se nos escapan. Salen de nosotras la mayoría de las veces sin pensar, cuando estamos en piloto automático, cuando empezamos a notar ese fuego en el estómago, ese fuego que va subiendo y que finalmente nos sale por la boca, en forma de grito. Y al instante, justo después, viene la culpa. Punzante. Casi inevitable.

Queremos educar y criar de una manera en la que la mayoría de nosotras no fuimos criadas. A la mayoría de nosotras nos gritaron de niñas. A muchas de nosotras también nos pegaron. Queremos hacerlo diferente. Recordamos lo que significa que nos griten. Recordamos el dolor. Y queremos hacerlo distinto. Pero no siempre podemos. No siempre lo conseguimos.

Es difícil hacer algo que nunca has vivido en tu propio cuerpo, en tu propio ser. Es difícil sostener el llanto cuando el tuyo nunca fue sostenido. Es difícil sostener una rabieta cuando las tuyas nunca lo fueron. Cuando a veces ni se te permitió tenerlas. En esto, en lo que se nos permitió sentir o hacer de niñas, también es importante pararse. A menudo, en conversaciones con amigas cuando hablamos de nuestras criaturas, alguien dice algo parecido a esto: «Yo no recuerdo quejarme tanto de niña, yo no recuerdo aburrirme tanto, no recuerdo tener tantas rabietas...». Y es verdad, quizá no hacías todas esas cosas, pero es que quizá tampoco tenías el espacio para poder mostrarlas. Quizá eran acalladas y censuradas. Y todo ese enfado se iba hacia dentro, se quedaba en ti.

Ahora, de adultas, incluso cuando nos informamos, cuando leemos, cuando vamos a terapia... Nos sigue siendo difícil ver y sostener lo que nuestras criaturas nos traen. Probablemente, en parte porque nosotras no pudimos traérselo a nuestras madres y padres. Es también difícil sostenerlo en el tiempo. O conseguir que no suceda nunca.

La verdad es que no tengo respuesta para la pregunta del título del capítulo. No sé si es posible educar sin gritos. Quizá para algunas familias sí lo es. Pero para otras resulta muy complicado. Quizá deberíamos cambiar la expectativa. Deberíamos cambiar el «quiero no gritar nunca» por el «quiero gritar lo menos posible». Porque en el «no quiero gritar nunca» viene implícita la exigencia. La perfección. El siempre y el nunca son irreales. La famosa frase «nunca digas nunca» tiene sentido. Es imposible moverse en los extremos. Como decíamos antes, los extremos nos encorsetan, nos oprimen, nos dejan sin respiración, nos quitan el goce.

Es esencial poder salir del bucle de la culpa, de fustigarnos, de sentirnos mal durante largos ratos después de gritar. Ojo, la culpa, al inicio, es necesaria. Hace que nos activemos, que podamos ver que algo no ha ido bien, que sintamos la necesidad de reparar y de mejorar. Y eso es importante. Hacer ver que no pasa nada y normalizar conductas que nos hacen daño tampoco es la solución. De nuevo nos encontramos con los extremos. Entre sentirnos culpables durante horas y hacer ver que no pasa nada hay mucho recorrido.

Para mí, la cosa estaría en darnos cuenta de que gritar no es el camino, pero que a veces sucede. Sentir la punzada de la culpa y poder reparar. Acercarnos a nuestro pequeño y decirle algo así como «Lo siento, mamá ha gritado, ha perdido el control, me he equivocado, tiene que ver conmigo, no contigo, e intentaré que no vuelva a suceder».

Eso también es ser respetuosas. Con nosotras y con nuestras criaturas. Nos hacemos responsables, nos hacemos cargo de lo que ha pasado, reparamos y seguimos adelante. Y nuestras criaturas ven que mamá también se equivoca. Ven que mamá no es perfecta y que mamá sabe reparar cuando las cosas no han salido bien.

Antes de acabar con este tema, también quiero comentarte otra cosa. Las madres no somos educadoras. No somos pedagogas. No somos psicólogas. Somos madres. Y las madres, a veces, pierden la paciencia. Las madres, a veces, gritan. Las madres, a veces, lloran. Las madres, a veces, se agotan. No somos robots. Somos humanas. Y está bien que nuestras criaturas vean humanidad en nosotras. Intentemos no perdernos en teorías. Está bien querer mejorar, está bien querer ser menos violentas, está bien querer revisar. Pero también está bien querer SER. Querer vivir. Y en la vida existe el enfado, la tristeza, el asco, la vergüenza, la poca paciencia... Y qué bien que nuestras criaturas lo vayan a ver también en nosotras. Sabiendo que mamá se enfada, pero luego se calma. Que está triste, pero se sobrepone. Que se equivoca y también se disculpa.

Dejemos de hacérnoslo más difícil. Dejemos de hacernos daño con la culpa y con ideales a los que nunca vamos a poder llegar. Pongamos energía en lo que sí podemos. En lo que sí hacemos. En lo que sí somos.

Qué se esconde detrás de un grito. Sobre estrés, sobrecarga y gritos

Estás durmiendo a tu bebé. Ha sido un día largo. Le están saliendo los dientes. O está en una crisis de lactancia. O en una regresión del sueño. Cualquiera de esas cosas que suceden tan a menudo durante el primer año de vida. La cuestión es que te has pasado el día sosteniendo: brazos, teta, paseos, mimos, juegos. Y ahora no puedes más. Deseas que se duerma de una vez para por fin poder descansar. Pero parece que tu bebé no tiene la misma intención. Pide una teta. Ahora la otra. Se revuelve. Llora un poco. Se vuelve a enganchar. Suelta la teta. Te sonríe. Se sienta. Te pide agua. Teta otra vez. Y tú notas como el fuego va naciendo en tu estómago. Ese es tu rato, el único que tienes para ti en todo el día y te estás quedando sin. Necesitas que se duerma y que lo haga ya.

Cuanto más nerviosa estás, más parece resistirse tu bebé. Y más nervios. Y más resistencia. Y al final quizá se lo dices. Quizá se escapa un grito. Quizá coges el móvil para mirar otra cosa unos segundos. O sales de la habitación porque sientes que vas a explotar. O, si tienes pareja, la llamas para que vaya a relevarte. No puedes más.

Si has estado en una situación parecida, sabrás lo difícil que resulta no perder los nervios en ese momento. No los perdemos por que nuestras criaturas no se duerman. Los perdemos por que estamos al límite. Por que esos minutos son los que quedan de aire antes de que se desborde el vaso. Y están en juego.

Lo que nos pone nerviosas no es que nuestra hija o hijo tarde en conciliar el sueño. Lo que nos pone nerviosas es lo que llevamos acarreando durante todo el día. La casa, las lavadoras, la cena saludable, las citas del pediatra, ir al supermercado, llamar a la escuela infantil, esos mails de trabajo que nos quedaron pendientes, hablar con ese cliente... Y llega el final del día y ya no tenemos más aguante.

Necesitamos ese rato de descanso. Ese sentarnos delante de la tele y consumir cualquier usar y tirar de Netflix. El poder encontrarnos con nuestra pareja y decirnos más que dos palabras. En parte, si nos ponemos tan de mal humor, es por que merecemos más que los minutos de descuento que nos dan nuestras criaturas una vez se hayan dormido. Quizá podríamos empezar a pensar cómo disponer de otros ratos. Si hay algo que podemos cambiar en la organización familiar o en la distribución de tareas.

Pienso que en muchos casos eso es lo que se esconde detrás de los gritos de las madres. El ritmo que llevamos. El peso que asumimos. El no poder más. La sobrecarga. Las madres estamos muy cansadas. Estamos agotadas. Siempre que publico sobre este tema en redes, hay alguien que me comenta algo del tipo: «No es para tanto, todas hemos sido madres». Es fácil hacer un comentario así. Es fácil caer en pensar que tiene razón, que no es para tanto, que nuestras madres lo hicieron antes que nosotras y nuestras abuelas, y así sucesivamente.

Pero que otras lo hayan sufrido antes no significa que sea menos importante. O menos cansado. Nuestras abuelas y nuestras madres también se sentían agotadas, estoy segura. También perdían los nervios.

También cometían errores. Y también se dejaban llevar por la rabia del momento.

Esa rabia no es contra tus hijos; es contra el sistema. Un sistema que te vende que es posible ser una madre que no grita. Un sistema que llena las librerías con libros sobre cómo no gritar. Que llena las redes con posts sobre cómo educar en positivo. Con familias perfectas, sonrientes, con la casa ordenada, la ropa limpia y la cena hecha. Y tú, en la soledad de tu hogar, con los juguetes sin recoger, con el pelo por cepillar, con la ropa en la lavadora desde hace dos días, con las uñas despintadas... piensas que el fallo está en ti. Que eres tú la única que no llega. Que eres tú la única que grita. Que eres tú la única que pierde los nervios.

Déjame decirte que no. Que no eres la única. Que somos muchas las que estamos en la misma situación. Y, sí, mal de muchos, consuelo de tontos. O no. Porque sentirnos acompañadas en la maternidad (y en tantas otras experiencias vitales) es importante. Sentir que hay otras madres que se encuentran con los mismos retos es importante. Por eso es tan esencial nombrar. Y nombrar también las sombras. La pérdida de control. La rabia en el estómago. El grito que se escapa.

No es un problema de las madres. Es un problema global. El ritmo que llevamos es realmente agotador. Explico todo esto porque vale la pena, como te decía antes, salir del bucle de la culpa. Eso, obviamente, no quiere decir que, como estamos estresadas, vamos a permitirnos todo. No, no todo vale. Pero sí que es verdad que es muy difícil avanzar desde la culpa. Desde la culpa resulta difícil movilizarse. Pero quizá si entendemos qué está pasando, si empezamos a mirar qué se esconde detrás de los gritos y de las pérdidas de paciencia, nos resulte más fácil comprendernos, ser compasivas y hacernos responsables.

Maternar (y paternar) en un sistema capitalista y patriarcal es muy hostil. Se nos exige por todos lados. Necesitamos producir económicamente porque, si no, no podemos pagar el alquiler abusivo que llega cada mes. Queremos hacerlo lo mejor posible con nuestras criaturas. Queremos criar respetuosamente. Queremos respetar sus ritmos. Queremos estar presentes. Queremos dedicar tiempo a la pareja. Queremos cuidarnos. Queremos comer sano, ir al gimnasio y tener hábitos saludables.

Finalmente, muchas familias acabamos haciendo malabares con más bolas de las que podemos sostener. No llegamos a todo. Somos limitadas.

Hace poco, en una sesión individual, una mujer me explicaba que había vuelto a trabajar. Estaba muy triste. Solo veía a su hija dos o tres horas al día. Le parecía ridículo. Le parecía un sinsentido. Me contaba que hacía algunos días había tenido una discusión con su pareja. Una vez más, él no había separado las basuras y además se estaban acumulando. Estaban a punto de salir de casa para irse de fin de semana. Y ella, cargada con la niña y un par de bolsas, se había puesto a recogerlo todo.

Viendo que no tenía veinte brazos, había dejado a la niña un momento en el banco de la cocina para así poder recoger las bolsas. La niña había hecho un movimiento y se había caído. Ella se sentía fatal. La culpa la invadía. Sentía que la niña se había caído por su culpa. Pero, a la vez, esa caída de su hija había activado otras cosas más allá de la culpa. Le hizo darse cuenta de que no podía con todo. De que, si intentas sostenerlo todo, siempre hay algo que cae. Y en la mayoría de los casos ese algo son las criaturas.

En su caso fue la niña y el banco de la cocina. Pero en muchos hogares son los gritos. Las amenazas. Las pantallas. Pagar con nuestros pequeños todo lo que asumimos de más. Es urgente que, como sociedad, hagamos un cambio de mirada. Que podamos repensar qué ponemos en el centro.

Las instituciones se llenan la boca hablando de prevención en salud mental. Pero se olvidan de las madres. Nos regalan el segundo año de escuela infantil. Pero se olvidan de nuestra salud mental. Nos hablan de conciliación. Pero se olvidan de cómo lo haremos en la práctica para criar y trabajar con jornadas de tantas horas. Nos hablan de nuevas paternidades, de corresponsabilidad. Pero se olvidan de que los progenitores también necesitan espacios de apoyo para generar el cambio.

La salud mental de una madre es la salud mental de su bebé. Invertir en atención perinatal es invertir en la futura salud mental de la población. No sé lo alto que tenemos que gritar las familias para que se den cuenta de que realmente así no podemos, de que así no llegamos.

Sé que ponerse así de negativa no suele servir de mucho. Así que vamos a pensar en qué podemos hacer nosotras con todo este panorama. Es obvio que hay una hostilidad que viene del sistema, pero hay otra que ejercemos contra nosotras mismas, y ahí sí podemos empezar a actuar.

Podemos empezar a exigirnos menos. Nadie tiene la casa perfecta. Bueno, y ya no es que esté perfecta, es que muchas de nosotras tenemos la casa patas arriba la mayor parte del tiempo. Pero ¿sabes qué? Que eso es una casa donde viven niños. Asumámoslo. No pasa nada. Es imposible llegar a todas las exigencias, así que soltemos unas cuantas. Tu hija o hijo no van a recordar que la cocina estaba llena de platos o que al comedor le hacía falta un fregado o que repitió la misma camiseta dos días porque el resto estaba aún por doblar. No intentemos llegar a todo. Aceptemos que somos limitadas y empecemos a poner lo importante, la vida, en el centro.

Justo sobre este tema hablaba hace pocos días con una amiga. Ella me expresaba exactamente este sentir: notaba que no podía llegar a todo, que la casa se quedaba mal cuando salían por la puerta para ir a la escuela. Me decía, a la vez, que creía que les faltaba organización, que sus padres nunca tuvieron la casa así. Que si sus padres podían, ella también tenía que poder. Nos pusimos a analizar qué hacían nuestros padres y qué hacíamos nosotras, y cuál podía ser la diferencia. Sorpresa, ella, de niña (al igual que muchas de nosotras), veía mucha tele por las tardes. Las dos o tres series seguidas que no se perdía nunca. En ese rato, sus padres hacían toda la faena. Siempre hay renuncia, que no nos engañen. También nuestros padres renunciaban a algunas cosas.

Si seguimos poniéndonos a pensar que es todo eso que sí podemos hacer, también podemos revisar cómo son los ratos en los que estamos con nuestras criaturas. Yo me sorprendo a menudo diciéndole a mi hijo cosas parecidas a «ya voy», «enseguida juego contigo», «ahora lo miro». Y luego, cuando lo duermo por la noche, cuando el ritmo enloquecedor de las rutinas ha frenado, me paro y pienso: «¿Qué hay más importante que eso?». A veces se trata de poder hacernos esa pregunta, pero de verdad. Poder pensar: «¿Hay algo más importante, ahora, en este instante, que atender a mi pequeño?». Seguramente la respuesta es que no. Y ya no solo para ella o él, que puede sobrevivir perfectamente sin que mamá mire su nueva pirueta. Sino también por ti. Porque igual ese ritmo de no parar no te ayuda, sino que te agobia más. Porque igual lo que mereces es poder pararte. Poder mirar eso que tu hija o hijo te trae.

Aparca todo lo demás, por un momento, para estar juntos. Disfruta. El resto, ya se hará. Y si no se hace, seguramente no se acabará el mundo. Pero no te hostilices más. No te cargues más. No vayas cargando las pilas de ese grito que se escapará luego.

Es muy difícil poder cambiar el sistema de hoy para mañana. Pero sí podemos empezar a pensar en qué podemos hacer cada una de nosotras, en nuestra propia vida, para echar el freno. Podemos empezar a poner los límites que necesitemos. A irnos a nuestra hora del trabajo. A priorizar nuestro bienestar y el de nuestra familia. A decidir qué ponemos en el centro en nuestra vida, empezando por los ratos cortos.

¿Por qué siento esa agresividad en mí? Sobre la rabia en la crianza

Recuerdo que hace algunos meses pasé una tarde difícil. En realidad, estaban siendo un cúmulo de tardes difíciles. Mi pareja se había reincorporado al trabajo remunerado cuando la pequeña tenía dos meses (los milagros de ser autónomo), y yo me pasaba las tardes sola con las dos criaturas. Llevaba así unos dos o tres meses. Sobre el papel pintaba bien: «Me pongo a la niña en la mochila, voy a buscar al mayor al cole, vamos un rato al parque y luego a casa. Baños, cenas y a dormir».

Ese día yo estaba muy cansada. Ya no solo por el no dormir del posparto. O por andar con la teta fuera la mayor parte del día. O por portear casi cada día y tener la espalda resentida. Estaba cansada de la carga de la casa. De las cenas saludables. De las preocupaciones de mi negocio (otro milagro de ser autónoma).

Aun así, me centré en ir a buscar a mi mayor al cole, en estar presente para él, en estar en lo importante. Así que sonreí y bajé la cuesta hasta la escuela. Mi hija se durmió en la mochila y pensé que quizá era una tarde guay. Que podría jugar con mi mayor, dedicarle ese rato, volver a conectar.

Llegué a la escuela y, nada más verme, el mayor me dijo: «¿Por qué no ha venido papá?». Bueno, primer bofetón de realidad. «No pasa nada —me dije—. Me ve con la niña y piensa que estaría mejor con papá. No es personal». Respiro. Le digo que papá está trabajando, como cada tarde, y que vamos a estar los tres. Se conforma. Le pido un abrazo, me lo da. Y a continuación dice: «¿No me has traído nada de merendar?». La exigencia. Su exigencia y lo que remueve en mí. Su exigencia y la mía. Respiro de nuevo para contestarle amorosamente y le doy el táper que le he hecho con amor en casa. Un poco de fruta, unos frutos secos y un poquito de chocolate negro como sorpresa.

Abre el táper, lo mira, me mira y dice: «No me gusta, no quiero esto, quiero otra cosa, quiero una galleta». «No hay galletas, mi amor, hoy hay esto para merendar». Me grita. Se enfada. Patalea. Yo sé que no es el táper. Que no son los frutos secos. Ni las galletas. Racionalmente, sé que está pasando una etapa difícil. Sé que el colegio se le hace cuesta arriba a días. Sé que la llegada de su hermana remueve cosas en él. Y sé que lo expresa como puede.

En fin, conecto con todo eso y vuelvo a respirar. Le explico que hoy hay eso para merendar, que puede no comérselo, pero que no compraremos nada más. Le digo que entiendo su enfado, que tiene derecho a estar así, pero que no puede gritarme. Finalmente, tras una rabieta, se lo come. Después de comer, parece que está de mejor humor. «Quizá tenía hambre», me digo. Jugamos un rato en el parque. Se encuentra con sus compañeros de clase. Charlo con las madres frases entrecortadas por «mamá, mírame», «mamá, ven», «mamá, tengo sed». Me apetecía mucho charlar con esas madres, compartir un rato, pero hoy no se puede. Está bien.

Ahora llega el momento difícil, el momento de subir a casa. Cuesta irse del parque. Protesta. La pequeña ya se ha despertado y empieza a quejarse, quiere salir de la mochila, pero no tengo mucha alternativa, queda el camino de vuelta y, si la cojo en brazos, acabaré de fastidiarme la espalda. Así que empiezo a tener prisa.

Cuanta más prisa tengo yo, menos prisa tiene mi hijo. Empezamos a andar. Y cuesta mucho. Se para cada poco rato. Se queja. Protesta. Grita. Llora. Me acuclillo. Le acaricio la cara. Pongo palabras a lo que creo que debe de estar sintiendo. Parece que funciona hasta que de pronto empuja el patinete cuesta abajo. Y casi llega al punto donde empezamos el camino. Empiezo a sentir la rabia. El enfado. La ira. Pero consigo frenarlo. Le digo que va a tener que ir a buscar el patinete. Que mamá está muy cansada. Que lo voy a esperar ahí, pero va a tener que ir él.

Se niega. Se enfada. Llora. De nuevo me agacho (recordad que llevo a una niña colgando) y le explico que nos vamos a esperar hasta que esté preparado para irlo a buscar. Se niega. Sigue gritando. Y de golpe siento un dolor en la cara. Me ha dado un bofetón y me ha tirado las gafas al suelo. Me quedo parada. Y él también. De nuevo siento el fuego en el estómago. Ahora ya casi es incontrolable. Ahora sí que no puedo más. El fuego llega a cada poro de mi piel y siento ganas de devolvérselo. De darle un bofetón de vuelta. NO. PUEDO. MÁS.

Y no, no le pego. Pero ese «no puedo más» sí lo he dicho en voz alta. Me levanto, rebufo fuerte y me alejo. Sin decir nada porque no quiero gritar más. Él llora. Me llama a gritos. Yo respiro. Uno, dos, tres, cuatro... Cuento hasta diez. Parece una tontería, pero funciona. Me acerco de nuevo y le digo que me ha hecho daño. Que eso no se hace.

Que no se pega. Que él tiene palabras para decir las cosas. Le digo también que yo tampoco debería haber dicho eso, que no me gusta, que me he descontrolado, que lo siento. Me abraza. Se lo acepto y subimos a casa de la mano.

Él intenta hablar y hacer bromas con normalidad, yo lo intento, pero no me sale del todo. En mi cabeza solo pienso: «Si hoy no le he pegado, ya no lo voy a hacer nunca».

Luego, por la noche, cuando lo duermo, cuando le acaricio el pelo, me sabe mal. Me siento culpable por haber sentido esa rabia. Es un niño. ¿Cómo puede haber despertado eso en mí? Yo soy psicóloga, debería poder hacer las cosas de otra manera. Entré un poco en el bucle de la culpa. Ese del que es tan difícil salir.

Ahora, semanas después, miro atrás y me abrazo. Busco a esa Paola de ese momento y no la culpo. No la castigo. La acepto. La abrazo.

Sé, porque estoy cada día en contacto con madres, que somos muchas las que sentimos esa rabia y esa violencia durante la crianza. Y sé también que la mayoría nos sentimos fatal después de eso. Seguramente todas nosotras tenemos nuestra propia historia con la rabia. Puedes preguntarte en qué otros momentos te has sentido así. Puedes intentar conectar con tu infancia. Pensar si habías visto esa rabia en tu madre o tu padre. Puedes darle un lugar.

Si la sientes a menudo, también puede ser buena idea revisar cómo es tu rutina, tu día a día. Lo sobrecargada que estás. Cuántas horas pasas sola con las criaturas. Cuánto apoyo tienes. Si tienes ratos de autocuidado. Muchas veces, esa rabia no tiene que ver con ellas; tiene que ver con los ritmos que llevamos, con la carga que asumimos.

Te dejo también algo que me ha servido a mí. Cuando sientas ese volcán. Cuando sientas que se acerca, retírate. Cuenta hasta diez. Haz diez respiraciones profundas. O quizá grita en una almohada. O da diez saltos fuertes. O golpea con todas tus fuerzas el colchón de la cama. Lo que sea para sacar esa energía. Para darle una salida. Para no descargarla con los pequeños de la familia.

La crianza respetuosa también consiste en, simplemente, reconocer nuestra emoción y darnos un espacio para no volcarla en nuestras criaturas. Poder decir: «Mamá está nerviosa, va a salir a respirar un momento». Eso también es respetuoso. Con ellas y también contigo. No podemos acompañarlo todo en el momento. Necesitamos autorregularnos. Y eso también les enseña a ellas a regularse.

Como te decía al inicio de este capítulo, es muy complicado dar lo que no se nos dio a nosotras. No es tarea fácil. No lo vamos a conseguir en un día. Ni quizá tampoco lo consigamos siempre. Pero lo que quiero que entiendas es que la cosa no va de siempre o nunca. Va de tomar conciencia. De intentar que no suceda. De reparar cuando sí, también con nosotras mismas, y de seguir adelante.

¿Se traumatizará por esto? Sobre los errores y poder reparar

Creo que uno de los grandes miedos con los que vivimos las madres es que nuestras criaturas se traumaticen por las cosas que nosotras hacemos. Usamos a menudo la palabra «traumatizar» casi sin pensar, pero la verdad es que es una palabra fuerte. Algo traumático es algo que genera un gran impacto en la vida de esa persona. Haría falta que pasasen cosas muy impactantes y dolorosas para que la criatura quedase traumatizada.

Lo que sí que vamos a hacer es influir en ella, y a veces sí que vamos a causarle dolor. Las madres y los padres tenemos mucha influencia en nuestras criaturas. Somos seres todopoderosos para ellas. Eso conlleva que alguna vez la vamos a cagar y que les vamos a hacer daño. Si un día nos enfadamos, quizá sentirán miedo. Si lloramos, quizá sentirán tristeza. Si ponemos palabras, quizá no eran las que necesitaban oír. Y si no decimos nada, quizá sienten que no son lo suficientemente importantes.

El secreto mejor guardado de todos es que da igual cuántos manuales de crianza leas. Es igual cuántas psicólogas o pedagogas vengan a decirte que la receta mágica es esta o aquella. Porque al final eres tú. Sola con tus hijos. Y lo haces tan bien como puedes y sabes. No hay ninguna manera, absolutamente ninguna, que haga que ellos no sufran nunca.

Es importante aceptar que nuestras criaturas transitarán momentos de malestar. Hayamos hecho lo que hayamos hecho. Porque la vida trae sufrimiento a veces. Últimamente, siento que se ha confundido un poco la crianza respetuosa con la crianza sin lágrimas, sin malestar. Y pienso que la crianza respetuosa no va de eso. Va de acompañar el malestar cuando aparece, dándole un lugar y haciéndolo presente. Nuestras criaturas van a atravesar momentos que les van a ser complicados. Separarte de tus padres por primera vez es difícil. Dejar de tomar teta es difícil. Entender tus propias emociones es difícil. Aprender a relacionarte con otras personas es difícil. Aceptar e integrar que vendrá otra persona a tu familia es difícil. Entender los límites es difícil. CRECER ES DIFÍCIL. Mira si es difícil que a las personas adultas aún nos cuesta. A veces parece que vayamos a buscar a los gurús de la crianza esperando las respuestas. Buscando a ese ser omnipotente que todo lo sabe. Que todo lo controla. Que todo lo domina. Buscando a un padre o una madre que nos guie durante el camino.

Nos pasamos toda la vida intentando crecer e independizarnos, intentando ser autosuficientes. Es un camino alucinante. Lleno de crecimiento y de aprendizajes. A veces es llano y placentero, y otras es cuesta arriba y cansado. Pero eso es crecer. No queremos evitarle eso a nuestras hijas e hijos. Vivirán dificultades. A veces, estas dificultades seremos nosotros mismos, como madres y padres. Y hemos de poder convivir con ello.

Esto no quiere decir que ya nos dé igual todo. Que no intentemos hacerlo mejor. No, esto quiere decir que aceptaremos el hecho de que lo estamos intentando. Que estamos aprendiendo igual que lo hacen nuestras criaturas. Que lo estamos haciendo tan bien como sabemos. Adaptándonos a cada paso del camino. Aprendiendo de los obstáculos que van apareciendo. Revisándonos cuando hace falta. Cuestionándonos. Pero sin olvidarnos de que no es el camino a la perfección. Es el camino a ser madres y padres suficientemente buenos.

Además, no olvides que los errores pueden repararse. Puedes pedir disculpas. Puedes explicarle que mamá ha perdido el control. Que lo sientes. Que intentarás que no vuelva a pasar. Sin excusas. Sin justificaciones. Simplemente explicando lo que ha pasado. Cogiendo tú la responsabilidad del asunto sin la necesidad de tener que buscar a otros culpables.

Recuerdo que cuando era niña me molestaba mucho que las personas adultas siempre me acabasen haciendo responsable de todo: «Ay, lo siento, pero es que, claro, como me has puesto nerviosa...». Como decía antes, las criaturas no nos ponen nerviosas, no nos enfadan. Somos nosotras las que nos ponemos nerviosas y las que nos enfadamos. Por tanto, así es como podemos transmitírselo también a nuestras criaturas.

A través de ver cómo reparamos nosotras, nuestras hijas e hijos aprenderán a disculparse, a enmendar los errores, a corregir. En nuestros errores también hay aprendizaje. Para nosotras y para nuestras criaturas. Bien acompañados son también una oportunidad.

No eres solo la que grita. Sobre no coger las partes por el todo

A menudo, cuando la voz de la culpa asoma, tendemos a dejar que lo ocupe todo. Nos vemos a nosotras mismas como malas madres (incluso las peores madres, a veces). Nos vemos como madres que gritan, madres que pierden el control, madres que no juegan, que son antipáticas, que no son suficientes.

Es como si en un momento dejásemos de ver la imagen global para hacer zum en solo una parte. Como si perdiésemos de vista todo lo demás. Como si con los dedos hubiésemos ampliado tanto la foto que ya no tenemos el contexto.

Esto que nos pasa lo espejamos a veces también con nuestras criaturas. Cuando, por ejemplo, no hacen caso al recoger el plato de la mesa. Y se nos escapa un: «Es que nunca haces caso». El siempre y el nunca son palabras hostiles. No recogen la complejidad ni la realidad de las cosas. Y muchas veces sirven para hacernos daño. No somos un todo o un nunca. Somos mucho más amplias que eso.

Te voy a dejar un recurso que a mí me sirve cuando me siento culpable. Simplemente, recuérdate que no eres solo esa. Imagínate que te sientes culpable porque has gritado. Pues repite conmigo: «No soy solo la que grita». Es verdad que has gritado. Es verdad que te has equivocado. Pero sigues siendo un todo. Sigues siendo la madre suficientemente buena que eras ayer. Sigues siendo la que acuna. La que canta. La que baila. La que se inventa los mejores cuentos. La que los recoge en el cole. La que cocina. La que lanza la pelota. Todo eso también eres tú y no desaparece mágicamente.

No te quedes con la parcialidad, no te hostilices, no dejes que la culpa se haga contigo. Mira la imagen completa, desamplía. Fíjate en todos los detalles y matices que contiene la imagen. No te quedes solo con una pequeña parte. Eres mucho más que ese grito.

¿Cómo hago si mi bebé me pega? Sobre el respeto y los límites

Los límites cuidan. Nos cuidan a nosotras, pero sobre todo cuidan a nuestras criaturas. Como dice la pedagoga Rebeca Wild, vivir significa estar limitado. Para empezar, nuestra propia piel nos separa del exterior. Nos marca un límite para que podamos distinguir lo que hay fuera de lo que hay dentro. Para que no nos mezclemos y no nos perdamos en el entorno. Vivimos en casas, que nos hacen sentir protegidas, que nos separan del mundo exterior. Nuestra piel y las paredes de la casa son límites, que nos ayudan a vivir con tranquilidad y sentirnos protegidas.

Pues igual pasa con las criaturas. Los límites son como senderos trazados por donde pueden circular tranquilamente y con los que se les señala dónde está el peligro y dónde es seguro. Sin esos senderos, tendrían que empezar ellas su propio camino, con todo el riesgo y la responsabilidad que supone eso. No están preparadas. Necesitan que las guiemos. Y eso hacemos al ponerles límites.

Cuando nos iniciamos en el mundo de la crianza respetuosa, a menudo confundimos términos. Ser respetuosas no quiere decir permitirles que hagan todo lo que quieran. Eso es peligroso. Ya no solo para nosotras, sino también para ellas. Alguien ha de poder decirle a las criaturas lo que está bien y lo que está mal. Ayudarlas a distinguir entre lo que es seguro y lo que es peligroso. Alguien ha de poder decirles: «Eso no se hace». Y ese alguien somos las madres y los padres.

A menudo nos asusta poner límites, porque enseguida conectamos con el autoritarismo que ejercieron muchos de nuestros padres sobre nosotras. Conectamos con las normas absurdas. Con el miedo. Con los castigos abusivos. Pero quiero recordarte que poner límites no tiene por qué estar relacionado con nada de todo eso.

Poner límites significa darles un marco de referencia seguro en el que poder moverse con tranquilidad. Yo recuerdo que entendí claramente la función de los límites acompañando a mi hijo mayor en sus primeros días de escuela infantil. Era una escuela de las llamadas libres o vivas. Parece que si es libre, no va a haber límites, ¿verdad? Pero libertad no significa vivir sin límites. Todo lo contrario. Al entrar en la escuela, había un espacio donde dejar los zapatos. Ese era el primer límite. Los zapatos se dejan aquí. También había siempre una mesita con vasos de agua y algo de fruta. Ese era el segundo límite. Se come aquí. Dentro no. Esas normas, esos límites, daban seguridad al alumnado. Sabían dónde se estaban moviendo. Donde pisaban. Y lo podían hacer con tranquilidad. Además, cuidaban también el espacio. Dejando los zapatos y la comida fuera, el espacio permanecía limpio, los materiales se ensuciaban menos. Mi hijo, ahora, años después, cuando entra en un espacio que intuye que es para familias, para criaturas, se saca los zapatos al entrar. Lo cuida, lo respeta.

Siempre que hablo de límites, una de las preguntas que más se repite es cuándo empezar a ponerlos. Como en tantas cosas, no hay una respuesta concreta. Cuando los necesitéis. Quizá un día tu bebé empieza a gatear y se acerca a un enchufe. Ves la intención con la que va. Esos agujeritos llaman a poner sus deditos dentro. Y ahí, seguramente, pondrás un límite. Te levantarás. Te pondrás delante del enchufe y le dirás algo así como «No, esto no se toca, que te puede hacer daño». Eso es un límite. Así de fácil. Así de espontáneo.

Al cabo de unos meses, quizá le empiecen a salir los dientes. Ves que va probando a morder todo lo que tiene a su alcance. Y, sí, también tu pezón. Cuando sientas el dolor, quizá se te escape un grito. Después, probablemente apartes el pecho de tu bebé y le digas: «Esto no se muerde. Si muerdes la teta, la tendremos que acabar por un rato». Otro límite. La teta no se muerde.

Quizá luego le tendrás que explicar que para comer nos quedamos en la mesa. Que no se lleva comida al sofá. Que no se quitan juguetes de las manos a los amigos. Y que no se pega. Tampoco a mamá. Y este último tema es una de las grandes preocupaciones entre las madres.

Las criaturas no tienen tanta capacidad de expresarse con el lenguaje como las personas adultas. Así que tiene sentido que, cuando sienten rabia, tristeza, alegría..., salga mucho más por el cuerpo que por la palabra. Cuando es rabia, probablemente salga en forma de manotazo, de patada, de pellizco... No significa que no te respete, que no te quiera, que seas una mala madre. Simplemente nos habla de su edad de desarrollo. Poco a poco va a ir aprendiendo a poner la palabra antes que el cuerpo, pero para eso necesita nuestro acompañamiento.

Que entendamos por qué sucede no quiere decir que no hagamos nada al respecto. Como te decía antes, las criaturas necesitan que seamos sus guías. De hecho, seguramente esto te saldrá de manera natural, es probable que le digas algo parecido a «No, no me pegues. No se pega». Además, en ocasiones, tendremos que reforzar también con nuestro cuerpo. Como os decía, a veces la palabra aún es muy débil y nuestras hijas e hijos pequeños necesitan que los límites sean acompañados también con el cuerpo. ¿Verdad que cuando no queríamos que tocasen el enchufe nos teníamos que levantar y taparlo? Pues ahora pasa algo parecido.

Recuerdo que una vez estaba en un restaurante de esos que llaman *family friendly*. Estaba lleno de familias, criaturas y juegos. En la sala había un piano, y una de las criaturas decidió levantar la tapa y empezar a aporrearlo. A la mayoría de las familias que estábamos allí nos estaba molestando, pero esperábamos a que su madre se lo hiciese saber. La madre, desde la mesa, le iba diciendo: «Venga, toca más suave». El niño tocaba más suave, pero al cabo de pocos segundos volvía a los porrazos. «Venga, va, ya te lo he dicho, más suave». Lo mismo. Al cabo de cinco o seis intentonas, la madre se levantó, se sentó al lado del niño y acompañó el límite con su cuerpo. Enseñándole cómo se toca suave. Acompañando con su presencia el límite.

Con criaturas no vale solo con decir las cosas, necesitamos el cuerpo. Es más cansado. Requiere mucho más esfuerzo. Pero, al final, compensa. Probablemente, si ponemos el límite solo con la palabra, no funcionará. Igual que el niño del piano, nuestro pequeño seguirá haciendo aquello que queremos que acabe. Y, finalmente, las que acabaremos perdiendo los nervios, cansadas de repetirnos, seremos nosotras. Nos habremos pasado nuestro propio límite.

Veamos esto con otro ejemplo. Imagina una tarde en casa. Llega el momento de la ducha, pero tu hijo está muy entusiasmado jugando con sus trenes. Y tú le dices: «Amor, vamos a la ducha». Nada. Ni te responde. En su juego. Repites: «Ey, va, que se nos está haciendo tarde, vamos a la ducha». Ahora sí te responde: «Aún no, mamá, espera a que acabe». Vale. Esperas. Y vuelves al cabo de unos minutos. «Ahora sí, a la ducha». «No, no quiero». Lo repites quizá unas cinco o seis veces más. Y la séptima ya se escapa en forma de grito: «¡¡¡A LA DUCHA YA!!!». Te has pasado tu propio límite. Quizá todo habría sido más fácil si hubieras podido decirle: «Mira, te voy a pedir una vez más que vengas a la ducha. Y, entonces, si no vienes, te cogeré yo en brazos e iremos juntos ¿vale?». Sé que esto suena a amenaza, pero luego hablaremos del tema. Lo que me interesa aquí es el tema del cuerpo. De poner presencia también corporal. De acompañar el límite.

Pues lo mismo pasa cuando intenta pegarnos. Podemos sujetarle la mano en el aire para que no llegue a tocarnos. Podemos apartarnos para poner distancia física. O podemos contenerlo con nuestro cuerpo si está muy desbordado. Pero no tenemos que permitir que nos pegue. No todo está bien, tampoco en la crianza respetuosa. Y es importante que empecemos a recordarlo.

Somos sus guías, somos las que abrimos el camino por donde van a andar. Que lo abran ellos mismos es demasiada responsabilidad. No tiene que poder decidirlo todo. No tienen que hacer todo lo que quieran. No es lo que les toca.

Hablando de esto, recuerdo a una mujer a la que veía en terapia individual. Durante su infancia, su familia siempre le había dejado mucha libertad. Dejaban a su elección prácticamente todo. Desde las actividades extraescolares hasta los ratos de estudio, las rutinas del día a día... Ella recordaba ese peso especialmente en la adolescencia. Nadie le decía si eso que estaba haciendo era arriesgado, si estaba bien... Acabó desarrollando un nivel de autoexigencia altísimo. Su familia había puesto tanta responsabilidad en ella que sentía que no podía fallar. Debía descubrir el camino y acertar, porque si habían dejado eso en sus manos era por que estaba preparada.

Hemos de poder escoger algunas cosas por nuestras criaturas. Tomar según qué decisiones es demasiado peso para ellas. No lo necesitan ni les hace ningún bien. Sí, los límites nos cuidan y las cuidan. Y para que los límites sean cuidadosos hay que poner atención en cómo y cuándo los ponemos.

Te lo voy a contar siguiendo con el ejemplo del niño que no quiere ir a la ducha porque está jugando con sus trenes. Primero hay que entender en qué momento se encuentra él. Está totalmente inmerso en el juego. Y como hemos dicho antes, el juego es algo muy serio para nuestros pequeños. Debe de ser muy frustrante que, cuando estás a medio hacer algo, de repente te hagan terminar. Ponte en su lugar. Imagina que estás viendo esa serie que te flipa. Cuando te quedan dos minutos para acabar, viene alguien y te apaga la tele. Probablemente te enfadarías, ¿verdad? Quizá podemos poner un poco de atención en ver en qué momento se encuentra el crío y ser flexibles. Podemos ver que le quedan dos piezas de la vía para acabar el circuito. Podemos sentarnos a su lado y decirle: «Cuando acabes de poner estas dos piezas, iremos a la ducha».

Ahí tenemos el cuándo. Hay veces que podemos esperar y merece la pena que lo hagamos. Pero hay otras en que claramente no podemos esperar. Imagina a tu hija o hijo corriendo por la calle. Tú vas a su lado. Se acerca a un semáforo y ves que va tan distraída con su juego que parece que no se va a parar. Probablemente la cojas enseguida de la mano y le digas: «No cruces». Y quizá lo digas con tanta confianza que te hará caso. Es importante también poner atención en la confianza que tenemos en nosotras mismas y en el límite que estamos poniendo.

En este sentido, una consulta que recibo de manera recurrente es sobre el tema del destete. «Es que quiero destetar, pero no hay manera, me pide todo el rato... No sé cómo hacerlo». Claro que sabemos cómo hacerlo, lo que pasa es que no lo tenemos del todo claro. O no queremos pagar el precio de poner el límite. Si les dijésemos que no les vamos a dar teta ahora con el mismo convencimiento con el que les decimos que no crucen, estoy segura de que todo resultaría mucho más sencillo. Pero dudamos, y ellos lo notan. Así que insisten.

A veces también observo que nos perdemos en las explicaciones. Damos muchas vueltas, explicamos demasiadas cosas y las criaturas se pierden con nosotras. A mí me pasa a menudo. Y agradeceré siempre a una amiga que un día, después de observarme poner un límite sin mucho éxito y después de escucharme explicándole mi frustración, me dijo: «Tía, es que, perdona, eh, pero no era un límite, era una chapa». Y tenía mucha razón. Le estaba contando a mi pequeño largas diatribas sobre por qué nos teníamos que ir a casa. Es tarde, estás cansado, hemos de ducharnos, mañana tenemos que levantarnos pronto, he de preparar la cena... Demasiado largo. Demasiada explicación. Quizá es que las explicaciones me las estaba dando a mí y no a él. Habría resultado mucho más sencillo si le hubiese dicho: «Sé que estás muy a gusto jugando y que te da pereza, pero, venga, una vez más al tobogán y nos iremos». Validando sus emociones, pero teniendo claro lo que va a pasar después.

Poner límites no significa perder de vista lo que a ellos les pasa, lo que ellos sienten. Es interesante poder acompañar el límite de la validación de sus emociones. «Sé que es frustrante, debe de ser muy difícil, veo que estás muy enfadado...». Nombrando sus emociones, les hacemos saber que las tenemos en cuenta. Además, les ayudamos a reconocerlas y a modular cómo las expresan. Les ayudamos a reconocer la emoción que están sintiendo y también a poder expresarla sin hacernos daño (a nosotras o a otras personas). Que sientan emociones intensas no quiere decir que las puedan expresar y actuar como quieran. Se pueden sentir enfadados, pero no nos pueden pegar cuando están enfadados. Se pueden sentir decepcionados, pero no nos pueden decir que nos odian para hacernos daño.

Es importante este matiz entre permitirles sentir y permitir que nos hagan daño. Cada vez tenemos más claro, afortunadamente, que es incoherente enseñarles a que no nos peguen dándoles una bofetada de vuelta. Además de no enseñar nada, de causar dolor, perpetúa el bucle de violencia en el que hemos vivido muchas de nosotras. Violencia que ha pasado de padres a hijos durante generaciones.

Pero de la misma manera que es incoherente pegar de vuelta, lo es también dejar que nos peguen. Dejar que nos griten. Dejar que nos traten mal. La crianza respetuosa no es dejar que hagan lo que quieran. Que actúen sus emociones de manera alocada. Que se salgan con la suya siempre. No, nos necesitan. Como decíamos antes, necesitan guías. Necesitan ayuda.

Nosotras necesitamos también respeto para educar y criar. Necesitamos poner límites que también nos cuiden a nosotras. Cuando digo que los límites cuidan, me refiero a eso. Cuidan a la criatura. Pero también a las que acompañamos. Es importante tener en cuenta que el respeto empieza en nosotras mismas. No podemos criar respetuosamente si nosotras no estamos siendo respetadas. Volveré sobre este tema y con más detalle más adelante.

Los límites son necesarios. A veces nos remueve ponerlos, porque en muchos casos venimos de educaciones autoritarias y queremos alejarnos lo máximo de ellas. Queremos hacer diferente. Tenemos razón en querer que sea así, pero nuestros pequeños siguen necesitando límites y nosotras también, y podemos ponerlos de manera consciente. Pensando desde qué lugar los ponemos. Cómo los expresamos. Por qué ese límite. A quién está cuidando.

¡Como no recojas...! Sobre amenazas, premios y castigos

Un día, estaba jugando con mi hijo mayor. Llegó la hora de recoger y él claramente no tenía ninguna intención de hacerlo. Lo probé de todas las maneras. Transformándolo en un juego. Encestando los juguetes. Haciendo una carrera. Nada, que no quería recoger. Me iba notando más nerviosa. El fuego del que hablábamos antes, ¿recuerdas? Y de golpe, sin ni tener tiempo a pensarlo, salió: «Bueno, pues si no recoges, yo esconderé los juguetes». Mi hijo me miró raro. Casi como si esperase que todo fuese a ser una broma. No estaba acostumbrado a ese tipo de amenazas. Pero al verme seria empezó a recoger, muy rápido. Cuando acabó, me dijo: «Mamá, no vas a esconder los juguetes porque he recogido, ¿verdad?».

Y me sentí fatal. Porque vi claro que había reaccionado desde el miedo. No había aprendido nada, no había entendido la importancia de recoger, simplemente había recogido porque yo lo había amenazado.

Eso es un poco lo que ocurre con los castigos. Generan aprendizaje, pero desde el miedo al castigo o por ganas de conseguir la recompensa. No es significativo. No es experiencial. No es propio. Nada está en manos de la persona castigada o premiada. Todo está sometido a la voluntad del que castiga o premia. Desde la dependencia, desde el control externo, no crecemos, nos hacemos irresponsables.

Además, los castigos y los premios distraen a nuestras niñas y niños de lo que necesitan aprender. Para entender esto, solo hace falta que viajes a tu infancia. Cuando tu abuela te decía, por ejemplo, que, si le hacías la compra, te daría una propinilla. En ese momento, no estabas centrado en ayudar a tu abuela, en entender la importancia de los cuidados. No, en ese momento solo entendías que querías esa propinilla. Sin importar nada más.

Lo mismo pasa con los castigos. Cuando nos amenazan con castigarnos, nos centramos en defendernos, en rebelarnos y librarnos del castigo. Lo que funciona es que queremos ahorrarnos el castigo, no queremos cambiar nuestra conducta. Los castigos reprimen, pero no educan.

Es verdad que los premios incentivan a realizar una conducta determinada (por ejemplo, y esta era una clásica en nuestra infancia, sacar buenas notas), pero nos quitan el goce de la satisfacción personal. Todas nosotras sabemos lo que es sentir satisfacción cuando conseguimos algo por nosotras mismas. Cuando hemos hecho algo bien. El premio interfiere y elimina la oportunidad de comprobar que hacer algo de manera adecuada nos hace sentir bien. Esa sensación, esa satisfacción, es la raíz del crecimiento y la autoestima. El regalo enmascara los sentimientos y fácilmente puede sustituir a la satisfacción propia por la obtención del premio.

Entiendo perfectamente que castigar y premiar nos sale de manera casi automática. Y una vez abrimos ese grifo, resulta muy difícil de cerrar. Es como si en cierta manera fuese adictivo. Además, cada vez necesitamos castigos más grandes o premios más grandes para que hagan efecto.

Cuando era joven (bueno, más joven), formaba parte de un agrupamiento *scout*. Empecé de niña y fui creciendo hasta que me convertí en monitora. Con dieciocho años, me llevé a doce criaturas de entre siete y diez años de campamentos de verano a la montaña. Éramos un equipo de tres monitores y, evidentemente, nos faltaban muchos recursos para conseguir que las criaturas nos hicieran caso. Caíamos muchísimo en el tema de los premios y los castigos, y cada vez necesitábamos decirla más gorda. Porque, si no, no funcionaba. Una manía especialmente molesta que tenían las criaturas de ese grupo era jugar al golf con las cacas de vaca. Cogían un palo, lo tomaban como si fuesen jugadores profesionales y ¡pum! La caca diseminada en mil pedazos por todo el terreno. Digo que era molesto porque ese era el terreno donde comíamos, jugábamos y básicamente pasábamos los días. Que estuviese repleto de fragmentos de caca lo hacía bastante complicado. En fin, que un día, hartísimo, uno de mis compañeros les dijo: «El próximo que juegue al golf con la caca, después la va a tener que ir montando de nuevo pedazo a pedazo». Fue tan absurda la amenaza que las criaturas se rieron. Y nosotros también nos reímos. Más tarde, esa noche, hablamos. Nos propusimos empezar a hacer las cosas de forma diferente. Pensarlo de otra manera. No sabíamos prácticamente nada de educación, pero estábamos viendo que eso no funcionaba y que necesitábamos cambiar la mirada. Estábamos aprendiendo.

Algo parecido pasa a veces en los hogares. Cada día las decimos más gordas. Y quizá, como hicimos nosotros, vale la pena pararse. Hablarlo en pareja. Hacer equipo. Proponerse cambiar la mirada. Y buscar alternativas.

Una alternativa a los castigos y los premios son las consecuencias. Me explico. El aprendizaje de límites y pautas se realiza a partir de experimentar (disfrutar o sufrir) las consecuencias positivas o negativas de las propias acciones y de reparar los daños. Es sutil, a veces, la diferencia entre consecuencia y castigo. Pero es distinto. Y diferenciarlo nos va a permitir aclarar conceptos y entender qué es lo que va a ayudar más a nuestras criaturas (y a nosotras).

En primer lugar, los premios y castigos tienen más que ver con la justicia que con la educación. La finalidad implícita del castigo es hacer pagar la culpa. En cambio, en las consecuencias, la finalidad es la de poder vivir las consecuencias de los propios actos, acompañar el aprendizaje. Permitir a la criatura experimentar las consecuencias de la propia conducta la lleva a elaborar su propio criterio y a tomar decisiones según este. Veámoslo también con un ejemplo.

Volvamos a ese ejemplo que he puesto antes, al de mi hijo que no quería recoger. Creo que estábamos recogiendo porque teníamos que ir al parque. Pues bien, quizá, en lugar de hacerle la amenaza, podría haberle dicho: «Bueno, vale, piensa que, si tardas en recoger, quedará menos tiempo para salir al parque a jugar; yo me esperaré hasta que estés preparado, pero luego tendremos menos tiempo». Quizá se quedaría sin tiempo para jugar y a mí me tocaría sostener el malestar que eso generaría. Pero vale la pena pagar el precio. Para mí y para él. En este sentido, aprendería que no recoger lleva a menos tiempo después. Saca un aprendizaje que, además, puede extrapolar a otras situaciones.

Las experiencias de este tipo traen sus frutos cuando se deja el tiempo suficiente para que cada criatura se haga cargo de qué gana y qué pierde con su manera de actuar. El aprendizaje es un proceso que requiere tiempo y repetición, y es diferente para cada niño. Lo que pasa con las consecuencias es que, generalmente, aunque lleven tiempo, trascienden el aprendizaje concreto. Pueden aprender de esa situación y aplicarlo a otras.

Te voy a explicar esto con una anécdota. Siendo universitaria, me fui de Erasmus a una ciudad de Suecia con una amiga. Estábamos en la biblioteca preparándonos para nuestro primer examen, habíamos hecho algunos amigos suecos y estábamos sentadas con ellos a la mesa. No voy a mentir: en nuestra rutina de preparar exámenes estaba a veces incluida la preparación de chuletas. Así que mi amiga, dispuesta a ponerse a ello, le pregunta a uno de los compañeros suecos: «Oye, ¿es fácil copiar en los exámenes?». A lo que el sueco responde: «¿Copiar?». «Sí, ya sabes, me apunto aquí un par de respuestas para asegurarme la nota, para aprobar». «Pero ¿para qué quieres aprobar si no has interiorizado la materia?». Creo que después de esa respuesta nos quedamos las dos tan heladas que no supimos qué responder. Nos sorprendió la madurez. Nos chocó el concepto tan elaborado de aprendizaje que tenía. Nos sorprendió el valor que le daba a sus estudios. Estoy segura de que ese chico no aprendió que estudiar era importante a través de castigos, sino que lo experimentó, lo vivió. Tuvo la oportunidad de probar la satisfacción de entender un concepto, de aplicarlo y de elaborarlo.

A veces cuesta darle al aprendizaje el tiempo que merece. Cuesta sostenerlo. Cuesta esperar. En general, vamos con prisa todo el día y nos cuesta soltarla. Me acuerdo de una vez que volviendo del cole para ir al parque le iba diciendo a mi hijo: «Venga, vamos, va, no te pares, venga». Y él, sorprendido, me dijo: «Pero ¿adónde vamos?». Cuánta razón. Qué difícil parar. Qué difícil seguir su ritmo, mirar la hormiga, la hoja y el grano de arena. Cuánta hostilidad.

A veces nos cuesta parar, y a veces simplemente vamos al trabajo y no podemos permitírnoslo. Quiero aprovechar para aclarar, ya que los dos últimos capítulos se han centrado en temas más prácticos sobre educación y crianza, que no creo que ahora las madres nos tengamos que convertir en expertas en educación. Que no tenemos (ni podemos) ser Maria Montessori todo el rato. Entiendo que a veces tengamos que usar el recurso fácil. Entiendo que se nos escapen las amenazas y los castigos. Entiendo de dónde venimos y en qué mundo vivimos. Y aceptar eso es también salud mental para nosotras y para nuestras criaturas. Estamos intentando hacer las cosas distintas, pero no siempre llegamos. ¿Y sabes qué? Que aquí también poco es mucho. Que, con poner conciencia, con intentar hacerlo distinto, ya estamos cambiando algo. Ya lo estamos haciendo distinto.

6

LA BIMATERNIDAD*

¿Cuándo es mejor tener un segundo bebé? Sobre la decisión de cuándo buscar (o no) un segundo embarazo

Una de las preguntas que más me hacen las familias respecto a tener más criaturas es cuándo es el mejor momento para hacerlo y qué edad es la mejor entre hermanos. Si te pones a buscar, encontrarás abundantes estudios científicos tratando el tema. Pero ya te adelanto que por cada uno que encuentres asegurando que es mejor que se lleven poco margen, encontrarás otro diciendo que es mejor que se lleven más. Hay estudios basados en la salud mental del hermano mayor, estudios basados en la salud mental del her-

---

* A lo largo de este capítulo, probablemente notarás que la mayoría de las veces me refiero en masculino al hijo mayor y en femenino a la hija menor. Esto sucede porque hablo de mi experiencia personal, desde mi vivencia, que está muy presente mientras escribo estas páginas y me cuesta evitar que así se refleje. Por favor, siéntete libre de leerlo en femenino o masculino, según sea tu propia realidad.

mano pequeño y estudios basados en la salud física y mental materna.

Pero ninguno de estos estudios o experto sabe más de tu propia familia que tú. Tú conoces vuestra situación en este momento, vuestras circunstancias y vuestros motivos y, por tanto, eres tú (y tu pareja, si la tienes) quien puede decidir con toda la información en la mano.

En su libro *The second baby book*, Sarah Ockwell-Smith, psicóloga especializada en crianza, hace un recopilatorio de toda la evidencia científica actual (en humanos y primates) sobre cuál es la mejor edad para tener un segundo bebé. Como ya os adelantaba antes, hay estudios para todos los gustos y colores. Pero sí que, en general, los estudios coinciden en que esperar al menos dieciocho meses después del parto del primer bebé es una buena idea. Parece ser que estos dieciocho meses de exclusividad son buenos para la salud mental del hermano mayor. También son beneficiosos para la salud mental del hermano pequeño y lo son también para la salud materna. No nos olvidemos de que después de parir, necesitamos un tiempo de recuperación, darle al cuerpo un tiempo de descuento para que pueda sanar.

Aun así, si me estás leyendo y tus hijos se llevan menos de dieciocho meses, no entres ahora en la culpa. Ninguno de estos científicos ha estado en tu casa observándote ni sabe qué es lo mejor para vosotros en este momento concreto. Es verdad que la evidencia científica puede ayudarnos a inclinarnos hacia una decisión u otra, pero no puede nunca decidir por nosotras.

Quizá estás pensando que es mejor que se lleven poco porque crees que así acabas antes con los años más intensos de la crianza, porque recuperarás tu habitación más pronto, porque podrán compartir juguetes, intereses y ratos de juego. Quizá tú te llevabas trece meses con tu hermana y tenéis muy buena relación. O quizá piensas que así tu carrera profesional no se va a ver tan truncada. O tal vez necesitas que se lleven poco tiempo porque pasaste por una FIV con tu primer hijo y sabes que no puedes esperar mucho.

Por otro lado, quizá piensas que, si se llevan más tiempo, podrás dedicarle más atención individual a cada uno de ellos. Que tu mayor podrá comprender mejor lo que viene y que incluso podrá ayudarte. Quizá crees que, si esperas, podrás recuperar tu carrera profesional durante unos años antes de volverte a poner de baja. O que cuánta más edad, menos celos sentirán entre ellos. O tal vez crees que así podrás recuperar mejor tu cuerpo y tu mente (y tu economía).

Me encantaría poder darte una respuesta concreta sobre este tema. Sé que disminuiría mucho la angustia al respecto, pero no puedo. Como en la mayoría de las cosas importantes, en esta tampoco hay guía ni manual que pueda decidir por ti. Sé que resulta muy tranquilizadora (e incluso tentadora) la idea de poder decidir a partir de algo externo. Pero no va de eso, ¿verdad?

Cada familia debe hacer su propio proceso y tomar su propia decisión. No hay decisiones correctas ni incorrectas. Hay las que toméis vosotras. Y solo nos queda que confiar. Confiar en que tendremos los recursos suficientes para afrontar y tomar lo que venga, de la mejor manera posible.

Me estoy centrando en cuándo es mejor tener un segundo bebé. Pero otra pregunta a menudo muy repetida es: «¿Qué pasa si no queremos tener otro bebé?». La respuesta es muy similar a la de la primera pregunta. Hay mucho mito sobre los hijos únicos y no todos son reales. Es verdad que tener hermanos tiene sus ventajas, pero no tenerlos también. Una cosa no es mejor que la otra. Simplemente hemos de ser conscientes de la realidad de cada criatura y acompañarlas en ella.

A menudo, las madres que no queréis tener más bebés comentáis que os sabe mal dejar al mayor solo. En primer lugar, no está solo. Está con vosotras. Con su madre y su padre. Y, en segundo lugar, si somos conscientes de que no tiene otros iguales en casa para jugar, quizá podemos intentar compensar eso fuera. Tal vez podemos pasar más tiempo con los primitos. Disfrutar de ratos de juego y de compartir con ellos. Quizá tenemos un grupo de amigos con los que a menudo nos vamos de fin de semana y las criaturas juegan juntas. O a lo mejor buscamos alguna actividad extraescolar de juego compartido.

No hay una realidad perfecta. No hay nada que nos pueda asegurar que esto vaya a ser lo mejor (o lo peor) para nuestras criaturas.

En resumen, lo que te quiero decir es que las razones por las cuales esperar solo las sabes tú. Los motivos por los que tener el segundo ya, solo los conoces tú. Y, si decides no tener más hijos, el porqué también lo sabes tú. Sí que creo que es importante tomar conciencia de desde qué lugar tomamos las decisiones. Poner nombre a los miedos o angustias que se nos mueven. Entender si esa decisión viene de nosotras, de una presión profesional o de nuestra infancia. Poder desmenuzar la fantasía que hay detrás de cada motivo. Pero eso no hay nadie que lo pueda hacer por ti.

Quizá eres una persona más racional y, al tomar la decisión, tienes en cuenta motivos como la economía familiar, el trabajo remunerado, el espacio que tenéis en casa (y en el coche) o qué hitos del desarrollo ha conseguido tu hijo mayor (si aún lleva pañales, si ya duerme en su habitación, si toma teta o no...).

O tal vez eres una persona más emocional y simplemente sientes dentro de ti que es el momento. Lo ves clarísimo.

O puede ser que tu cabeza te diga una cosa y tus emociones te digan otra. La realidad es que, igual que con el primero, no existe el momento perfecto. Tampoco podemos controlar esto. No sabemos cómo será en realidad. Ni qué edad hubiese sido la perfecta para nuestro hijo mayor. Ni cuándo exactamente íbamos a conseguir ese ascenso o cambio de trabajo que tanto deseábamos. Siempre va a haber razones por las que posponer un segundo embarazo, y siempre van a aparecer miedos y dudas al respecto, incluso cuando ya estamos embarazadas. Pero esa incertidumbre tiene que ver también con la maternidad. Nunca sabremos si tomamos la decisión perfecta. Pero ¿acaso existe? Lo que existe es tu decisión. La que tomaste. Y, como te decía antes, no queda otra que confiar en que lo vas a hacer tan bien como puedas con lo que tienes.

¿Cómo preparar al hermano mayor para la llegada del pequeño? Sobre preparación, expectativas y realidad

Creo que esta pregunta es de las que más nos hacemos las mujeres embarazadas de nuestra segunda criatura. Me recuerda a cuando estaba embarazada de mi primer hijo y pensaba que realmente podría prepararme para el posparto. Que podría leer suficiente como para ahorrarme las sombras.

Y esa es la clave del asunto. No hay escape al malestar. Cada vez que llega un nuevo miembro a la familia, hay un período en que todo se descoloca. Nos hemos de adaptar a la nueva situación, entender los nuevos roles que tenemos, ver en qué nueva posición estamos. Nos pasa cuando nos convertimos en madres y padres por primera vez, y vuelve a pasar con la llegada de cada criatura. Esta sensación de cierto desorden y de cierta desorientación que tuvimos seguramente durante los primeros meses de nuestra primera criatura, nos puede ayudar a entender cómo se sentirá el hermano mayor con la llegada del bebé.

Con la entrada del bebé, todo cambia. Parte de lo que era su universo desaparece para dar lugar a otra cosa. Es importante entender esto para normalizar que puede ser un período difícil para los hijos mayores, y que lo hemos de tener en cuenta para poder acompañarlos. Es normal que se sientan asustados, dolidos, tristes o enrabiados. Que se enfaden con nosotras o que tengan sentimientos contradictorios con el bebé.

De hecho, todo esto puede empezar a suceder ya durante el embarazo. A medida que nos crece la barriga, que vamos haciendo lugar a ese bebé, tanto mental como físicamente, también vamos bajando el ritmo. Nuestros hijos mayores se pueden ir haciendo a la idea de lo que vendrá y también pueden empezar a estar removidos. Ellos también están empezando a elaborar y a hacer espacio para ese bebé.

Si entendemos esto, si damos un espacio para estas vivencias de nuestra criatura, nos será mucho más fácil poder acompañarla. También es verdad que sí que podemos hacer cosas con vistas a preparar la llegada del bebé, pero es importante ser realistas sobre lo efectiva que va a ser esa preparación.

Tal y como nos cuenta Sarah Ockewll-Smith, psicóloga y experta en crianza, es importante pensar que, para poder entender que va a llegar un bebé a la familia, quien acabará siendo la hermana o el hermano mayor necesita ciertas habilidades. Primero, poder entender que las cosas existen, aunque no pueda verlas ni manipularlas. Por ejemplo, en el proceso de empezar a sumar, al principio las criaturas necesitan poder hacerlo con los dedos. Les resulta muy difícil manipular números y cantidades solo con la mente. Esta habilidad se conoce como «pensamiento abstracto» y no se desarrolla completamente hasta la adolescencia.

Además, también necesitan poder entender el impacto de cosas que aún no han sucedido. Necesitan poder predecir el futuro aplicando la lógica. El ejemplo más típico es calcular la trayectoria de un objeto. Tu hijo quizá siente el deseo de tirar una pelota de una punta a otra de la habitación. Pero resulta que al hacerlo le da a la estantería y se caen todos los objetos. No quería hacerlo, simplemente no ha podido valorar todas las consecuencias de sus actos. Esto también se desarrolla por completo durante la adolescencia. De hecho, incluso a los adolescentes les cuesta a veces tener en cuenta las consecuencias de sus actos.

Te explico esto para que entiendas que a tu pequeño quizá se le hace difícil comprender por completo lo que va a suceder. Necesita poder entender que el bebé existe, aunque no pueda verlo, y además necesita hacer cierta previsión de lo que pasará con su llegada. Necesita entender el impacto que tendrá el bebé en su vida y cómo le va a afectar. Desafortunadamente, el que pronto será la hermana o el hermano mayor no pueden hacer por completo ninguna de esas dos cosas.

Eso no quiere decir que no podamos hacer nada. Pienso que es importante poder explicarles la llegada del bebé y anticipar un poco lo que va a suceder. Seguramente esta anticipación les va a servir. Pero, como decía antes, hay que ser realistas con los efectos que va a tener en su conducta y sus emociones cuando el bebé llegue.

La primera duda que suele aparecer es cuándo explicarle al mayor que va a llegar un bebé y cómo hacerlo. No creo que haya el momento perfecto para explicarlo; cada familia tendrá el suyo. Lo que sí que podemos tener en cuenta es que nueve meses son muy largos para un niño. Es mucho tiempo. Y quizá se le puede hacer tedioso esperar y hablar sobre la llegada del bebé tanto tiempo. Quizá podemos esperar a que el embarazo esté un poco más avanzado, a que se nos vea la barriga, a que notemos los movimientos... Podemos explicarle lo que pasará con sinceridad, adaptándolo a la edad de cada criatura. Al final, se trata de poder transmitir, a tu manera, tres ideas básicas: que tendremos un bebé, que está en la barriga de mamá y que será su hermana o hermano.

Es bastante habitual decirles a los hijos únicos que pronto podrán jugar con su hermano, que ahora tendrán un compañero, etc. Y aunque lo hacemos con toda la buena intención, puede ser que cuando llegue el bebé se sientan decepcionados. Esto no era lo que se habían imaginado. Vale la pena que seamos realistas al explicarles lo que es un bebé. Puede ser interesante, por ejemplo, mostrarles fotos o vídeos de cuando ellos mismos eran bebés. Explicarles qué cosas hacían, cómo se alimentaban, si dormían mucho, si se despertaban mucho...

Podemos también intentar favorecer cierto vínculo con el bebé durante el embarazo. Ofrecerles tocar la barriga, contarles un cuento a su futura hermana o hermano, o que vayan a una ecografía. En este sentido, creo que es importante tener en cuenta que, si la ecografía es hospitalaria, quizá no es conveniente que nuestro hijo nos acompañe. Primero, el hospital no es un lugar muy agradable para los niños de corta edad, pero si además es una ecografía en la que hay mediciones o en las que nos pueden dar algún dato inquietante sobre el desarrollo de la criatura, quizá no queremos que él esté ahí. Quizá puede acompañarnos a una visita de seguimiento con la comadrona, en la que puede escuchar el corazón del bebé o palparlo por fuera de la barriga. Ahora existen también las famosas ecografías emocionales, que sí serían un buen lugar al que nos acompañase nuestro hijo mayor.

También puede ser interesante hablarles de cuando nosotras estábamos embarazadas de ellos, si se movían mucho o poco, cómo era nuestra barriga, que vean alguna foto... Además, cuando empezamos a preparar las cosas para el bebé, también podemos involucrarlos. Dejar que escojan alguna pieza de ropa, una mantita o un juguete.

Si nosotras tenemos hermanas o hermanos y además tenemos buena relación, también se lo podemos explicar, será positivo para ellos tener esta referencia de lo que significa la relación entre hermanos.

Por último, los cuentos también pueden ser un gran recurso para elaborar y hablar de lo que va a venir.

Como te decía al inicio, no hay escape al malestar, estas ideas pueden ayudarte, pero no van a ser la panacea, no le van a evitar la removida. Ni tampoco te la van a evitar a ti. A menudo, pienso que, cuando queremos preparar al mayor para la llegada del bebé, en verdad nos estamos preparando también nosotras. Para la removida que también sentiremos. Para la culpa que ya sentimos a veces. Queremos hacer algo para acabar con ese dolor, con esa incomodidad. Y la verdad es que no queda otra que atravesarla. Como decíamos antes, crecer a veces es difícil, crecer a veces duele, pero también nos trae muchísimas otras cosas.

A parte de la preparación en cuanto a la elaboración emocional, solemos pensar también en cosas más prácticas, como si pasarlo a su propia habitación, destetar, cambiar las rutinas a la hora de ir a dormir, empezar la escuela infantil, dejar el pañal... Entraré con calma en todos estos temas en los siguientes capítulos, pero lo que sí quiero decirte es que la mayoría de estas preparaciones tienen más que ver con nuestro bienestar que con el de nuestras criaturas. Y esto no quiere decir que no podamos hacerlas. Al contrario.

Hay muchas familias que se preocupan mucho por intentar no cambiar ninguna cosa en la vida de su hijo mayor y lo llevan tan al límite que acaban sacrificando su propia energía y salud mental en el camino. Así que vamos a dejarlo claro desde el inicio: está bien querer ponerte la vida fácil. De hecho, quizá es mejor ahora que después. Cuando forzamos, cuando nos saltamos nuestro propio límite, aparecen la rabia y el enfado, y con ellos, los gritos y las pérdidas de paciencia. Si lo miramos así, quizá ajustar algunas cosas ahora es mejor para ti, pero también para él, que te tendrá más disponible y calmada después.

Estas preparaciones prácticas las podemos hacer durante el embarazo, pero sí que podemos intentar que no sean demasiado cerca de la llegada del bebé. Como hemos dicho antes y seguiremos comentando después, la llegada del bebé va a alterar muchas cosas en la vida del mayor. Quizá está bien que estos cambios no sean justo en ese momento. Que tengan un tiempo para elaborarlos e integrarlos.

La idea sería poder hacerlos antes del tercer trimestre. Lo que más necesita el mayor es estabilidad y consistencia. Ya que prácticamente todo lo demás en su mundo va a cambiar, esta estabilidad va a ser importante. De nuevo, esto no quiere decir que ya no podamos cambiar absolutamente nada después de esa fecha. De hecho, muchas veces es inevitable. Quizá necesitamos mudarnos porque aparece la oportunidad. O habíamos planeado dormir todos juntos, pero se nos hace insostenible. Está bien, lo incontrolable sucede y no podemos saberlo todo por adelantado. Pero todo lo que intuyas ahora, todo lo que puedas hacer ahora, adelante.

Por ejemplo, yo recuerdo que tenía muy claro que no me veía lactando en tándem. La idea de amamantar a mi hijo mayor mientras le daba el pecho a mi bebé recién nacida removía algo dentro de mí. No me veía capaz de sostenerlo. Así que, ya durante el primer trimestre, empecé a retirar algunas tomas. Para el segundo trimestre, ya solo nos quedaba la toma de ir a dormir, y finalmente también se acabó antes del tercer trimestre. Tenemos algunos meses por delante y vale la pena aprovecharlos. Una vez di a luz a mi pequeña, cuando la tenía en el pecho y mi mayor se acercaba mucho, yo sentía cierto rechazo. Me sentí satisfecha de la decisión que había tomado. Algo en mí sabía que eso no era para mí. E hice bien al escucharme.

Así que quizá te lo puedes tomar así. Haz lo que tú necesites para prepararte para la llegada del bebé. Haz lo que ahora consideres que te hará sentir más cómoda después. Acompáñate en este proceso mientras acompañas también a tu otro pequeño.

Echo de menos la ingenuidad del primer embarazo.
Sobre las vivencias de la primera y segunda maternidad

Cuando me acuerdo de cuando estaba embarazada de mi primer hijo, no puedo dejar de ver a una Paola algo ingenua. Me veo comprándome ropa premamá, tocándome la barriga, emocionada, leyendo y leyendo sobre el parto, comprando todo lo que mi bebé iba a necesitar. Me miro por dentro y veo a una Paola que aún no entendía completamente la dimensión de lo que estaba a punto de pasar. No entendía hasta qué punto la maternidad te atraviesa. Hasta qué punto te mueve. Hasta qué punto te cambia.

Creo que, en el primer embarazo, en general, las expectativas que te haces distan mucho de la realidad con la que te vas a encontrar después. Aún no has pasado por eso antes, no sabes a lo que vas. Es cierto que está bien saber adónde vas, cuál es la siguiente parada. Pero la verdad es que yo, durante mi segundo embarazo, a veces echaba de menos ser primeriza de nuevo. Guardar algo de ese no saber. De esa ilusión por estrenar. De esa emoción desenfrenada. Claro que estuve ilusionada durante mi segundo embarazo. Pero quizá era una ilusión más comedida. Más con los pies en el suelo. Sí, a veces deseaba volver a ser esa Paola ingenua que no sabía a lo que iba.

Ahora sabes adónde vas. Además, tienes a una personita que te lo recuerda continuamente. Te toca la barriga. Se sube encima de ella. La besa. La estruja. Quizá hasta te ha caído algún cabezazo. Sin duda, tu hasta ahora hijo único ocupa mucho espacio durante ese embarazo. Su removida también empieza en ese momento. Puede ser que lo notes más pegajoso que nunca, que quiera que lo duermas cada noche. O, al contrario, puede ser que te esté empezando a rechazar, que pida a tu pareja continuamente, que ya no quiera que seas tú quien le lave los dientes antes de dormir.

Recuerda que, durante el embarazo, tú estás haciendo espacio a ese bebé que llega. Pero, a medida que la barriga crece, también se hace obvio para las demás personas que ese bebé va a llegar. Que ocupa un espacio, que ya no hay marcha atrás. En mi primer libro (*Madre*), te proponía intentar abrazar a tu pareja con la barriga del tercer trimestre. Se hace difícil, tienes que buscar nuevas posiciones, se hace obvio que hay un bebé en medio. Pues sucede un poco lo mismo con el mayor. Ahora hay un bebé, y él también lo sabe y lo percibe.

Además, conforme nuestra barriga va pesando más, nosotras quizá no podemos jugar tanto como antes. Tal vez ya no podemos perseguirlos corriendo por todo el salón. Nos cuesta más saltar y jugar a que somos ranas. O ya no queremos que se nos tiren encima.

Seguramente, también están notando que hay mucho cambio girando a su alrededor. Muchas familias se mudan durante el segundo embarazo. Quizá habéis aprovechado la ocasión para cambiarlo de habitación o ha tenido que cambiar de escuela infantil porque ahora hay una que nos queda más cerca. Tal vez ve que mamá y papá cogen sus antiguos juguetes y los tocan, ordenan y reorganizan. El cambio es difícil para las criaturas, y el embarazo es un período de cambio constante.

Sobre la removida de tu hijo mayor durante el embarazo (luego entraremos con calma en lo que sucede después), quiero decirte que está dentro de lo esperable. Que, como te decía, también se está preparando para lo que vendrá. Que, igual que tú, a veces tiene miedo, dudas, confusión... acerca de lo que va a pasar en la familia durante los próximos meses. Y está bien. Nosotras lo que podemos hacer es poner en palabras lo que pensamos que está sintiendo. Darle espacio para que sienta y exprese. Contener y sostener lo que nos traigan, poniendo siempre los límites que necesitemos, claro.

Que exista un hermano mayor, además de la removida emocional, también implica que quizá tienes menos tiempo y que, durante el que tengas disponible, estés más cansada. Seguramente no hayas podido asistir al curso de preparación a la maternidad, te hayas saltado alguna cita con la fisio de suelo pélvico y no hayas hecho ni la mitad de las clases de yoga prenatal que hiciste con tu mayor. Por no hablar de que apenas has podido coger un libro para leer nada.

Pero no es solo la presencia del hermano mayor lo que hace que este embarazo sea distinto. Como te decía antes, ya hemos atravesado la maternidad, ya sabemos lo que viene. Eso, en general, puede jugar a nuestro favor, pero si no fue una experiencia placentera, si no lo vivimos bien, si no lo pasamos bien, puede que ahora vengan a visitarnos los fantasmas de ese momento.

Recuerdo que en el grupo de embarazo hicimos una sesión especial que centramos en hablar del posparto. Antes de empezar la minicharla que me había preparado, les propuse a las mujeres que participaron que definieran en una sola palabra lo que pensaban del posparto. Salieron palabras como intensidad, cuerpo, vínculo, conexión... y terror. Fue justamente una mujer que estaba embarazada de su segundo hijo la que dijo «terror». Había pasado un primer posparto muy difícil. Se había encontrado muy sola. Su pareja había empezado a trabajar muy pronto. Se habían mudado hacía poco y ella no conocía a nadie ni tenía a nadie alrededor. Estar sola con un bebé durante tantas horas no le había hecho ningún bien. Lo había pasado francamente mal.

Cuando ella nos contó su historia, le dije que eso también jugaba a su favor. Aunque parezca mentira. Ahora, años después, podía mirar atrás y saber qué le faltó. Qué es lo que hizo que no fuese una experiencia placentera. Podría saber de inicio qué hacer distinto ahora. Qué cambiar. Qué pedir.

Esa es una de las ventajas principales del segundo embarazo. Como sabemos adónde vamos, podemos evitarnos mucho malestar. Podemos saber de inicio que vamos a necesitar ayuda. Podemos pedirle a nuestra madre que venga por las tardes, a nuestra suegra que nos prepare esos táperes tan ricos o a nuestras amigas que nos ayuden con la limpieza cuando vengan de visita. La cuestión es que hemos crecido como madres. Hemos aprendido mucho. Hemos madurado. Hemos adquirido recursos nuevos.

Todo ese aprendizaje y todo ese crecimiento nos acompañan en esta segunda maternidad. Eso es jugar con ventaja.

Ten en cuenta esto también cuando te sientas culpable porque no te has acordado de de cuántas semanas estás, cuando te hayas olvidado de la cita con la matrona o cuando te toques la barriga al final del día pensando que casi no le has dicho hola al bebé hasta que ha oscurecido. En esos momentos en los que la culpa ataca, piensa que este embarazo es distinto. Tienes menos tiempo y espacio mental disponible, es verdad. Pero también tienes otras cosas. También tienes, quizá, más calma. Te sientes más segura. Vas a poder planificar mejor tu parto. Vas a poder escoger un lugar mejor o más adaptado a tus necesidades para este segundo nacimiento. Seguramente vas a poder organizar mejor también el posparto. Quizá ya has planificado poder alargar la baja de maternidad. O vas a combinarte mejor con tu pareja.

La cuestión es que has aprendido. Y ese aprendizaje es un regalo para ti, pero también para tu segundo bebé.

No quiero cerrar este apartado sin añadir que, si sientes que hay algo realmente doloroso en tu primera maternidad, si hay algo que sientes que aún te causa mucho malestar o que te cuesta siquiera pensar, puede ser buena idea que busques un espacio con una psicóloga para trabajarlo. Nunca es tarde. Y quizá ahora es una buena oportunidad para elaborarlo e integrarlo.

No hago las cosas igual con este bebé. Sobre las diferencias entre hermanos y su importancia

La culpa y la bimaternidad, por desgracia, a veces parece que van de la mano. Seguramente, el primer pinchazo de culpa que sentiste fue ya durante el embarazo y tenía que ver con tu hijo mayor. Quizá sentiste que lo estabas traicionando. Que ibas a poner su mundo patas arriba. Que ya no podías correr o saltar como antes. Probablemente, también sentiste culpa por el bebé que crecía en tu barriga por no estar haciendo ni la mitad de las cosas que hacías con tu mayor o por no conectar de la misma manera.

Recuerdo que una amiga, durante su segundo embarazo, me envió un audio muy apurada. «Tía, me he olvidado de irme a poner la vacuna de la tosferina, esto no me había pasado nunca. Con el mayor nunca me hubiese olvidado. Qué mal, tía, qué mal». Y, bueno, claro, esto no le hubiese pasado nunca porque nunca había tenido un hijo fuera y otro dentro de la barriga. Por ese simple motivo, nada va a ser igual en esta segunda maternidad. Y está bien así.

Lo primero, que resulta obvio, es que ahora tienes dos hijos. Tu primero fue hijo único durante un tiempo. Tenía toda la mirada él, todos los brazos para él, toda tu cabeza para él. Este bebé, en cambio, viene a una familia que ya está formada, a una familia que ya existe. La circunstancia es diferente y el espacio disponible es también diferente. Pudiste volcarte entera en tu mayor, pero con esta segunda criatura sigues siendo solo una persona, pero tienes dos hijos.

Resulta una obviedad, pero creo que es importante recordarnos eso a menudo. Nosotras seguimos siendo una y ellos son dos. Por tanto, nuestra mirada, nuestra disponibilidad y nuestros brazos se dividirán entre dos. Sí, el primero la tuvo todo para él. Pero es que el bebé que ha llegado ahora es el segundo. Es diferente. Y no hay nada de malo en ello.

Nosotras tampoco somos las mismas con el segundo bebé que con el primero, y, por tanto, nada va a ser igual. La transformación por la que pasamos durante nuestra primera maternidad nos cambia, nos altera, nos madura, nos hace crecer. Por tanto, todo ese aprendizaje y toda esa maduración nos los llevamos con nosotras, también a la segunda maternidad. De hecho, a menudo nos sentimos más calmadas en la segunda maternidad, más serenas.

Este tema ha salido muchas veces en el grupo de bimaternidad que acompaño. Si existe y acompañamos un grupo de bimaternidad es justamente por estos motivos. Porque lo que nos sucede ahora es distinto de lo que nos sucedió en nuestro primer posparto. Lo que se mueve en nosotras es diferente. Nosotras enteras estamos diferentes. Por eso necesitamos seguir compartiendo. Tenemos dos criaturas, sí, pero seguimos siendo primerizas. Toda la vida somos primerizas, si lo piensas: por primera vez somos madres de dos criaturas, por primera vez seremos madres de una personita de diez años, por primera vez seremos madres de un adolescente, y así sucesivamente. No te olvides de que, aunque no sea tu primer bebé, tú sigues teniendo dudas. Sigues teniendo malestar a veces. Sigues necesitando compartir todo eso que te está sucediendo con otras madres en tu misma situación.

Lo que te quería contar es que un día, en el grupo de bimaternidad, una madre dijo: «Me siento muy culpable de que mi hija mayor no tuviese esta madre». En su primera maternidad, no había tenido una buena experiencia de parto. No tenía tanta información como para poder escoger un hospital que respetase lo que ella necesitaba en ese momento. Tampoco pudo seguir con la lactancia materna exclusiva, ya que le recomendaron hacer lactancia mixta desde el principio, y poco después el bebé mostró preferencia por el biberón y dejó de pedir el pecho. Y así suma y sigue.

Con su segunda criatura, había parido en casa. Se había sentido poderosa después del parto. Había tenido un buen acompañamiento de la lactancia y, a los seis meses de su bebé, seguía dando el pecho.

Esta mujer estaba haciendo lo que hacemos tantas tan a menudo. En lugar de poner el foco en todo lo que había aprendido, en todo el crecimiento que había hecho como madre, en todo el regalo que esto suponía para sus dos criaturas, solo se centraba en eso que no le había podido dar a la mayor. En eso que no había podido hacer.

Hemos de empezar a cambiar la mirada. Claro que todo es diferente con este bebé. Porque tú también lo eres. Durante la carrera, un profesor me dijo una vez que cada hijo tiene unos padres distintos, y cuánta razón tenía. Es imposible que seamos exactamente las mismas ahora que con nuestro mayor. Porque, como te decía antes, hemos crecido. Porque las necesidades familiares seguramente han cambiado. Porque los tiempos de los que disponemos ya no son los mismos. Porque ahora somos madres de dos.

Pero es que, además, nuestras criaturas tampoco son las mismas. Cada hijo es diferente. Nos cuesta aceptar esto y a veces incluso intentamos disimularlo. Pero la realidad es que los hermanos son diferentes. Sus capacidades son diferentes y sus necesidades también. Y, más pronto que tarde, empezamos a ver que sus gustos también lo son.

Me acuerdo de quedarme absorta, mirando como mi segunda hija se dormía plácidamente en su hamaquita. Recuerdo sorprenderme de lo distinta que era de su hermano y de que estaba usando algo que su hermano dejó por estrenar, de cuánto lo disfrutaba ella. Y yo, si dejaba de lado la culpa, también podía gozar de esos momentos.

Es injusto querer de la misma manera a personas que no son iguales. Pero, aunque resulta una evidencia al leerlo aquí escrito, es lo que intentamos hacer en muchos casos. Intentar ser justas es positivo, pero hacer lo mismo o igualar no es ser justas. Ser justas es hacer con cada uno lo que le conviene y lo que necesita.

Querer eludir las diferencias, que por cierto es imposible, al final transmite el mensaje de que la diferencia no es buena, de que se tiene que eliminar. De tal manera que, cuando ya no se puede hacer lo mismo para todo el mundo, cosa que acabará pasando, los pequeños lo viven fatal. Si nosotras somos capaces de vivir con naturalidad las diferencias, de entenderlas como parte de la vida, de incluso remarcarlas positivamente, nuestras criaturas también las aceptarán y aprenderán a vivirlas con esa misma naturalidad.

Es cierto que en algunos momentos la desigualdad puede provocar conflicto. Pero acuérdate de lo que te decía antes: no hay escape al malestar ni tampoco al conflicto. Es precisamente afrontando los conflictos y atravesándolos cómo nuestras criaturas irán aprendiendo, resolviendo y madurando como personas. Cada conflicto es una oportunidad de crecimiento.

Es importante que podamos aceptar la realidad tal y como es, sin necesidad de esconderla. Seguramente, nuestro bebé necesita más brazos que nuestro hijo mayor. Las necesidades y capacidades son distintas y, por tanto, el trato y la atención también lo son.

Ya que estamos con el tema de las diferencias, quiero tratar un asunto del que se habla poco y que es hasta cierto punto aún un tabú: el tema de los hijos favoritos. Recuerdo cuando era niña preguntarle a mi madre quién era su favorito. Ella siempre me decía que no tenía favoritos, que nos quería a los dos por igual. Ahora que yo también soy bimadre, pienso lo mismo. No tengo favoritos. No quiero a un hijo más que al otro. Pero sí que hay días, o ratos, en los que gozo más de estar con uno de ellos. En los que me resulta más fácil ser madre de alguno de los dos. En los que me siento más conectada con el mayor o con la pequeña.

Es importante nombrar que eso no es favoritismo. Favoritismo sería preferir a una hija o a un hijo por encima de la otra o del otro independientemente de cómo fuese el día o de cómo te hayas sentido tú. Lo que pasa simplemente es que a veces una criatura nos remueve más. Nos busca más el límite. Nos hace trabajar más. Y quizá la otra está en un momento más tranquilo. Todo es más fácil con ella. Y a nosotras también nos resulta más fácil estar con ella.

No hemos de sentirnos mal por este motivo. Somos humanas y estas cosas pasan. Si sientes que cualquier diferencia la vives como si fuese un favoritismo y te sientes mal por ello, quizá estaría bien ir a mirar más atrás. Ir a mirar tu infancia. Cómo fue la relación con tus hermanos. ¿Sentías que había favoritismo? ¿Cómo lo viviste? En la mayor parte de malestares durante la crianza, entran también en juego nuestra infancia, nuestros recuerdos, nuestras alegrías y nuestros dolores. Y es importante darles un lugar.

Para empezar a escribir este libro, uno de los libros que consulté fue *The second baby book* de Sarah Ockwell-Smith. Hay una parte que os quiero traducir literalmente porque leerla me supuso un alivio enorme. Dice así: «Aunque mi hijo mayor no es mi favorito, ninguno de ellos lo es, no puedo negar que tiene un lugar especial en mi corazón. Él fue quien me convirtió en madre». Y realmente yo siempre había sentido algo así. Quiero a mis dos hijos por igual, si estamos hablando de cantidad. Pero hay matices. Y, sí, mi primer hijo me enseñó a ser madre. Puso todo mi mundo del revés. Me dio la vuelta entera. Es imposible que no haya un recuerdo especial de todos esos primeros meses y momentos. Digo que resultó un alivio leer esta frase porque no me lo estaba permitiendo reconocer. Me lo estaba negando a mí misma. Pensando que, si eso era así, debía de ser porque yo era muy mala madre.

Sí, el primero fue especial porque nos convirtió en madres. Porque nos enseñó muchísimas cosas. Porque estuvimos a solas con él días, semanas, meses y años. No, no queremos menos a nuestro segundo por decir eso ni somos peores madres. De hecho, seguramente este segundo sea especial por otro motivo. Porque nos trajo calma. Porque nos ayudó a sanar el duelo del parto del mayor. Porque esta vez pudimos gozar más del posparto. Por lo que sea. Son diferentes, y eso que los hace especiales también puede serlo.

El mayor está muy revuelto y el pequeño va por libre.
Sobre la removida del mayor y sobre ser el pequeño

Como te he ido contando, si algo se hace obvio una vez que te conviertes en madre de dos, es que no hay escape al malestar. Puede que prepararas muy bien a tu hijo mayor, que le explicaras lo que iba a pasar, que pusieses mucha conciencia. Pero la realidad es que ha habido un cambio en la familia. Uno grande. Y a todas nos va a costar un tiempo de adaptación.

Probablemente, para él también. Lo que acaba de pasar supone un gran cambio en su vida y necesita tiempo para entenderlo, elaborarlo e integrarlo. Ese proceso no va exento de emociones y de la expresión de todas ellas. De forma general, se suele hablar de «celos». Es verdad, los celos van a formar parte de lo que el crío está sintiendo y, de hecho, vamos a dedicarles unas páginas más adelante.

Pero pienso que para empezar a entender lo que le sucede quizá es más fácil si usamos también otras palabras. Tal vez la experiencia adulta que más se puede parecer a lo que viven ellos sea algo parecido a un proceso de duelo. Hay algo que se ha acabado. Una realidad que ha cambiado sin que ellos pudieran decidir nada.

Seguramente sienten pena y tristeza por momentos. Echen de menos tenernos más disponibles. Quizá se sienten también solos en otros ratos. Probablemente deben de sentir algo de miedo, de que dejemos de quererlos, de que los desplacemos. Se deben de sentir hasta cierto punto amenazados por el bebé que acaba de llegar.

Y puede ser que todo esto les haga enfadar y sientan también mucha rabia y frustración.

Como decía al inicio, integrar a este nuevo miembro de la familia va a ser un proceso también para el mayor. Y es justamente de eso, del proceso, de lo que quiero hablar. Solemos pensar que la removida va a aparecer al principio, en el momento justo en que llegue el bebé, y que luego ya estará. Pero, en general, los grandes acontecimientos en la vida requieren de más tiempo. Lo mismo pasa con la llegada de una hermana o un hermano. Al principio de todo, suele haber una reacción más de shock, de sorpresa. Muchos de ellos se ven sorprendidos por lo que es realmente un bebé, aunque se lo hubiésemos explicado mucho.

Pero a medida que el bebé vaya creciendo, van a ir apareciendo otros aspectos que causan cierta molestia en el mayor. De hecho, también les cuesta su proceso de entender que el bebé está aquí para quedarse. Es habitual que, después de las dos primeras semanas, los mayores empiecen a entender que el bebé no se va a ir. Mi hijo mayor, como un mes después de que naciese la menor, me preguntó que cuándo iba a volver a la barriga. Es un poco como si nos dijesen: «Bueno, esto ha estado bien, pero ¿podemos volver a lo de antes?». En general, podemos pensar que, aproximadamente durante los primeros dos años, el mayor va a estar elaborando la llegada del bebé.

Esto no quiere decir que la intensidad vaya a ser la misma durante dos años, no quiero asustaros. Pero sí que va a haber ciertas idas y venidas. Cada vez que el bebé haga un salto evolutivo, cada vez que tome espacio, esto va a tener efecto en el mayor. Quizá estábamos pasando por un momento bastante tranquilo, el bebé empieza a gatear, a andar o a desplazarse y el mayor vuelve a las andadas. Generalmente se suele oír algo como «Ya no puede ser lo del hermano, hace un año». Pero sí puede ser. Porque su hermano cambia continuamente. Y él tiene que ir cambiando también su visión de él y de lo que esto implica. Vivimos en un mundo que va muy rápido, pero los procesos siguen necesitando su propio ritmo.

De hecho, un día de gran removida en el mayor suele ser el del cumpleaños del bebé. Puede ser que ese día se le haga difícil, que tenga muchas rabietas, que todo le moleste, que se queje mucho, que esté enfadado o triste. Este primer aniversario también toca en él algo de lo que este cambio ha supuesto. Algo de la dificultad de crecer o de lo doloroso que es a veces tener que compartir.

Puedes intentar que sea un día gozoso también para ella o él. Sin caer en eso que decíamos antes de querer tapar las diferencias. No es su cumpleaños, es el del bebé, y, sí, esto molesta. Pero hay que poder transitarlo. Lo que puedes hacer es tenerlo en cuenta. Invitar a alguien de su edad. Recordarle que también es el día en el que se convirtió en hermano mayor. El mejor hermano mayor que una hermana puede tener. O la mejor hermana mayor que un hermano pueda tener.

Pero volvamos al tema: ¿cómo se expresa todo este malestar del hermano mayor? No hay una manera igual en todas las criaturas de hacer frente al malestar ni tampoco de expresarlo. Sí que es habitual que, especialmente al principio, lo expresen con nosotros, las madres y los padres. Se suele pensar que los celos y las conductas celosas van a ir expresados hacia el bebé, pero la verdad es que no suele ser así al principio. Generalmente, se va a mostrar enfadado o irritado con nosotras, con su padre o con ambos. Al final, si te lo paras a pensar, somos nosotras las que hemos tomado esta decisión tan importante sin consultarle. Hemos movido su mundo. Y ahora está enfadado. Puede ser que nos lo exprese mostrándose menos afectuoso, que nos rechace, que las rabietas aumenten, que parezca que está más temperamental, que incluso nos llegue a agredir en algún momento. Es importante que entendamos que, aunque sabemos de dónde viene, no tenemos que dejar que nos hagan daño. Va a ser importante poner límites. No dejarnos agredir ni tratar mal.

También puede ser la reacción opuesta. Puede ser que se muestre más cariñoso que nunca. Que no se quiera separar de nosotras ni para ir al baño. Que nos pida constante cariño y mimos. Cada criatura reacciona diferente ante la sorpresa, el miedo y la inseguridad que trae consigo la llegada de otro miembro de la familia.

Por otro lado, es habitual también que a medida que el bebé va creciendo estas conductas de rabia o enfado aparezcan también con él. Que le haga una caricia demasiado efusiva. Un abrazo demasiado fuerte. Que se le acerque demasiado para hablarle.

Por último, también suelen ser muy habituales las regresiones. Cuando hablamos de regresiones, nos referimos a una serie de conductas propias de una etapa evolutiva anterior que el niño repite cuando parecía haberlas superado. Son una necesidad que la criatura tiene de volver, de manera temporal, a una etapa anterior de su desarrollo que le aporta seguridad. Suelen ocurrir cuando las criaturas atraviesan momentos difíciles, de cierta ansiedad, que les generan inseguridad y, por tanto, necesitan volver atrás para ganar confianza.

Estas regresiones suelen ocurrir mayoritariamente en las rutinas de higiene (vestirse, lavarse los dientes...), a la hora de ir a dormir (que les cueste más dormir, que se despierten más veces, que necesiten más acompañamiento...) y en el control de esfínteres (que la criatura vuelva a tener escapes de pipí o de caca cuando ya había dejado el pañal y era capaz de controlarlo).

Al final, tiene sentido que en cierta manera quieran volver atrás. Crecer asusta y es difícil a veces. Pero aún lo es más si tienes delante todas las ventajas que implica ser un bebé.

La primera pregunta que suele venir a nuestra mente cuando pensamos en el malestar de nuestro hijo mayor es: «¿Qué podemos hacer para ayudarle?». Como te decía al inicio de este capítulo, hay que recordar que este malestar lo tiene que atravesar, pero sí que podemos acompañarlo mientras lo hace.

Lo primero de todo es recordar que esto que le sucede no es nada personal. Es su propio proceso. Y, sí, a veces se expresa hacia ti. Pero tiene que ver con él, no contigo. Te lo digo porque, si consigues vivirlo así, si consigues tener presente que no es contra ti, te va a ser mucho más sencillo acompañar las situaciones complicadas. Tu hijo mayor no te habla mal a propósito ni se hace pipí en la cama para fastidiar. Hay algo muy gordo que ha cambiado en su vida y algo que se le escapa, literal y metafóricamente. No puede con todo.

Como te decía antes, es importante que pongas límites a las conductas agresivas que puedan aparecer. Nombrando lo que crees que debe de estar sintiendo y poniendo un límite firme. «Entiendo que te sientas enfadado, puedo verlo, pero no puedes pegarme. No se pega a mamá».

Por otro lado, con las regresiones, también es importante recordar que ellos no lo están decidiendo. Remueven en nosotras ciertos aspectos de nuestra personalidad. Puede ser que aparezca la exigencia o que no entendamos por qué algo que hacían con tanta facilidad ahora no esté saliendo. Y puede que, aunque de manera racional entiendas perfectamente lo que está pasando, a nivel emocional te cueste acompañarlo. Quiero decirte que habrá días en que lo podrás acompañar mejor y otros en los que no tanto. Pero forma parte. Lo que yo quiero contarte es que puedes intentar no entrar en bucle con las regresiones. No preguntarle diez veces al día si tiene pipí. Si sientes enfado cuando se ha hecho y pis y no te ha avisado, no te juzgues, pero quizá puedes salir de la habitación un rato antes de enfadarte con él. Al final, lo que necesita tu hijo mayor para poder seguir creciendo es sentirse seguro. Sentir que lo seguimos queriendo, que es merecedor de nuestro amor. Sentirá de nuevo la necesidad y las ganas de crecer si le facilitas ese espacio de seguridad. También podemos recordárselo. Podemos hablarle de todas las cosas que él puede hacer y su hermana o hermano no. De lo chulo que es crecer. De lo que nos gusta hacer cosas con él.

En este sentido de no tomarse las cosas como personales, de tener empatía hacia nuestro pequeño, si somos hermanas mayores, nos va a resultar muy útil volver a nuestra infancia. Recordar qué nos hubiera gustado escuchar. Qué nos hubiera gustado que nos dijeran. Qué hubiésemos necesitado.

Yo hice este ejercicio a menudo con la llegada de mi hija pequeña. Y la verdad es que, al llegar mi hermano, me sentí muy acompañada. Es cierto que con mi hermano me llevo siete años y, por tanto, el tema de los celos no estaba tan presente. Pero sí hubo momentos en que me sentí un poco sola. Mi madre estaba con el bebé, mi padre estaba trabajando y yo me aburría. Recuerdo que en esas tardes venía mi abuela a casa. Recuerdo esperarla con ganas, verla entrar y que me dijera: «Oye, nena, ¿dejamos un rato aquí a este bebé que solo llora y es un poco pesado? ¿Nos vamos tú y yo a hacer cosas de mayores?». Jo, qué alivio sentir que ella también lo veía, que ella también se daba cuenta. Qué alivio sentirme reconocida en sus palabras.

Algo parecido a lo que hacía mi abuela es lo que puedes hacer tú. Intenta buscar cada día un ratito, aunque sean cinco minutos, para abrazar a tu mayor. Sin bebé en brazos. Sin teta. Sin fular de porteo. En exclusiva para él o para ella. Juega a tope. Míralo. Estate de verdad. Puedes aprovechar para decirle cómo te sientes y expresarle que lo echas de menos. Que tienes ganas de pasar más ratos con él para decirle que lo quieres. Busca esos momentos de conexión exclusiva con él. Quizá al principio tengan que ser ratitos cortos, pero, a medida que el bebé crezca, puedes hacerlos más prolongados.

Hemos hablado bastante sobre la removida del hermano mayor. De hecho, tal y como sucede en los grupos de bimaternidad, parece que aquí el mayor también ha ocupado más espacio. Y esto, esta sensación de que el mayor ocupe y ocupó más, suele generarnos dosis de culpa. Es probable que nos lamentemos de que le estamos dedicando menos tiempo al pequeño. De que no lo estamos viviendo tan profundamente como con el mayor. De que no lo miramos tanto incluso. Pero ¿sabes qué? Que todo eso también tiene sus ventajas. Sí, ser el pequeño tiene ventajas. Igual está bien no tener la mirada de mamá encima todo el día. Igual está bien que mamá no controle tanto. Que la pequeña tenga más libertad para explorar, para jugar, para investigar sin tanta atención encima. Igual no siente tanto nuestra exigencia o nuestro control. Y eso también es bueno para esa criatura.

Recuerda que este bebé se ha encontrado también a una madre más madura, una madre que ha crecido, que se ha desarrollado. Seguramente, una madre con menos miedos, con menos angustias, que le deja más libertad. No es que vaya por libre, es que quizá tú también eres más libre ahora.

Además, recuerda que él, desde que nace, va a tener un compañero de vida, alguien que va a entenderlo perfectamente, que va a entender su lugar de nacimiento, su manera de entender el mundo... Quizá tú no lo estás mirando tanto, pero tiene también otros ojos que lo miran, otras manitas que lo acompañan. Y eso, sin duda, es también un gran regalo.

Los abrazos que acaban en estruje. Sobre los celos y la relación de hermanos

Me doy cuenta escribiendo este capítulo de que, en general, la palabra «celos» cuesta de decir. Es como si tuviera una connotación mala, como si se nos hiciese difícil pronunciarla. Pero lo cierto es que los celos son una emoción natural. Estoy segura de que la has sentido alguna vez, de que sabes identificarla y de que sabes también lo incómoda que es.

Podemos empezar poniendo conciencia en lo que nos hace sentir la palabra «celos». Darnos cuenta de qué connotaciones tiene para nosotras, de qué cualidades le atribuimos a esa emoción. Según lo que los celos signifiquen para nosotras, podremos acompañarlos más o menos fácilmente. Como te decía, en las personas adultas esta palabra tiene algo de indeseable, de conducta que debe ser eliminada. Es importante entender que los celos, en la infancia, son distintos.

Con la llegada de una hermana o un hermano, como comentábamos antes, sienten inseguridad, sienten miedo, y eso hace que los celos afloren. Seguramente, antes tenían el regazo de mamá para ellos solos. Nos tenían disponibles para leer un cuento cuando ellos querían. Escogían los juegos. No tenían que compartir.

Ahora, de golpe, lo tienen que compartir todo: su espacio, su mamá, su papá, la abuela, la mirada y, sí, también sus juguetes. Si nos ponemos en su piel, probablemente nos es fácil de entender lo que deben de estar sintiendo. Pero, a diferencia de las personas adultas, las niñas y los niños no tienen los mismos recursos racionales que nosotras. A menudo, no pueden controlar esa emoción, no pueden decirse que mamá los sigue queriendo, y es ahí cuando no pueden racionalizar la emoción cuando la actúan.

Actuar los celos puede venir de muchas formas. Como veíamos antes, pueden expresarlo más con nosotras, mostrándose ariscos o incluso manifestando rechazo. Pueden darse también en el colegio, comportándose de un modo insociable con sus compañeros o tendiendo a solucionar los conflictos de manera más física. Pero, a veces, también pueden empezar a expresarlo con el bebé que acaba de llegar. En ocasiones se muestran hiperatentos con el bebé. Están muy pendientes. Le dan abrazos, besos, lo acarician, lo despiertan cuando duerme... Están como pegajosos.

A veces, especialmente cuando los bebés empiezan a ocupar más espacio, cuando empiezan a mostrarse como una personita, cuando empiezan a moverse, a hablar, a interactuar..., estos celos pueden salir también en formar de agresión hacia el bebé.

La agresividad hacia el bebé es una reacción obvia a la cosita que ha traído todo el dolor que la criatura está sintiendo. En realidad, seguro que como adulta te ha sucedido también alguna vez. Cuando te enfadas con tu pareja y le dices alguna cosa muy fea para herirla. O incluso cuando sientes el impulso de hacerle daño físicamente porque te ha hecho daño a ti. Si nos ocurre a nosotras a veces, ¿cómo no le va a ocurrir a una niña o a un niño pequeño?

En general, la agresividad es muy difícil de acompañar para las personas adultas. Primero de todo porque sufrimos por nuestro bebé. Porque puede ser que aparezca también la leona que vive en nosotras y sintamos ganas de atacar a quien lo amenace. Y, sí, eso también puede ocurrir incluso cuando es tu hijo mayor quien lo está haciendo.

Además, nos resulta muy complicado no tomárnoslo como algo personal, no preguntarnos qué hemos hecho mal para que eso ocurra, no entrar en el bucle de sentirnos unas malas madres. En este sentido, va a ser importante trabajar con nuestras propias emociones.

Vamos ahora de nuevo a centrarnos en el mayor. A menudo, las madres que me consultan por esta temática me dicen cosas parecidas a: «Es que no lo entiendo, quiere muchísimo a su hermana, la abraza, la besa, la cuida... Y, de repente, no sé ni cómo, le da un mordisco. No lo puedo entender». Claro, visto desde fuera, puede parecernos un comportamiento lunático. Pero lo cierto es que tiene sentido. Las criaturas tienen sentimientos ambivalentes hacia sus hermanas y hermanos. Por un lado, los quieren muchísimo, les brindan una gran alegría y sienten un gran amor. Pero, por otro lado, también les generan cierta inseguridad, cierta rabia, cierto resentimiento. Quizá empiezan a achucharlos desde ese amor, pero pronto empiezan a aparecer también otras cosas. Es ese famoso abrazo que acaba siendo un estruje. «Te quiero, pero qué rabia me das».

De hecho, justo después de que ocurra una situación parecida a la anterior, las madres, preocupadas, solemos preguntar a nuestro hijo mayor: «Pero ¿por qué lo has hecho? ¿Qué ha pasado?». Muchas veces su respuesta es: «No lo sé. Yo no quería. No quería, pero le he pegado».

Lo primero que podemos hacer para ayudar a esa criatura es nombrarle lo que le está sucediendo. Podemos explicarle que eso que le sucede se llama «celos». Que todas lo hemos vivido, nosotras también. Podemos explicarle que tiene que ver con el miedo que siente a que mamá o papá ya no lo quieran igual. Podemos recordarle también que seguimos queriéndolo, que seguimos estando y que estaremos siempre.

Delante de las conductas agresivas, es fácil que también en nosotras aparezca la agresividad. La agresividad despierta agresividad, es difícil que mueva en nosotras la compasión. Cuando un crío se comporta de manera agresiva, cuesta mucho darse cuenta de que está sufriendo. Pero esta criatura tan llena de rabia necesita, tanto o más que las demás, el apoyo de sus padres. Probablemente, un abrazo va a tener mucho más efecto que un grito. Tal y como dice la psicóloga Carme Thió: «Cuando una criatura reacciona con agresividad, va topando con todas las rabias que despierta con la suya y le es difícil encontrar un refugio en el que curarse las heridas».

Podemos intentar ser ese abrazo que necesitan. Podemos empezar por aceptar sus sentimientos de rabia, odio o celos sin querer taparlos. No podemos cambiar los sentimientos y las emociones; son lo que son. Pero lo que sí que se puede cambiar son las acciones y los comportamientos. Ahí sí es importante nuestra actuación.

Que entendamos lo que nuestro hijo está sintiendo no significa que no vayamos a poner un límite. Así, podemos decirle algo parecido a: «Puedes sentir enfado, puedes sentir rabia, pero no puedes hacerle daño a los demás». Es interesante también darle otra salida a la rabia. Obviamente, no puede golpear a su hermano, pero quizá sí que puede hacerlo sobre una almohada o bien fuerte en el colchón de su habitación. A veces, incluso vamos a necesitar pedirle al mayor que, durante un rato, se aparte del pequeño porque no puede acercarse correctamente en ese momento.

Esto a menudo nos incomoda. No queremos separar a los hermanos. Pensamos que, si le decimos al mayor que se aparte del pequeño, vamos a empeorar la relación. Pero, en realidad, dejar que ocurra una agresión no ayuda a nadie. Desde luego, no ayuda al bebé. No nos ayuda a nosotras, que, probablemente, si ya hemos acompañado varias situaciones como esta, al final se nos van a escapar también un grito y la rabia. Y tampoco ayuda al mayor. Que sienta celos no quiere decir que le quiera hacer daño a su hermano. Seguramente eso también le causa malestar y tampoco lo hace sentirse bien. Que no os asuste poner límites. Que no os asuste cuidaros. Es necesario.

En este apartado, nos estamos centrando en los celos y la removida del hermano mayor. Pero el pequeño también los va a sentir. De hecho, el otro día, mi hija pequeña, que ahora tiene dieciséis meses, me sorprendió al intentar apartar a su hermano de encima de mí. Al no conseguirlo, empezó a llorar y a manifestar claramente su malestar. Lo que pasa es que los pequeños, en general, lo que van a intentar es copiar todo eso que hace el mayor. Digamos que sus celos juegan a favor de su desarrollo y, por tanto, no nos suelen preocupar tanto. En el mayor, en general, los celos suelen ir hacia atrás, hacia ser más como un bebé, y por eso suelen necesitar más de nuestra intervención.

Por último, es importante hablar de que a veces los celos no son invención de las criaturas. Hay criaturas que están celosas porque puede haber preferencias, porque puede haber favoritismos o porque puede haber un exceso de comparaciones. Sé que es casi imposible no comparar a nuestras criaturas. Al final, los dos son hijos tuyos. Tu hijo mayor es el niño al que has tenido más cerca, así que va a ser muy complicado no tomarlo como modelo con el menor. Pensar si es más o menos movido. Si gateó antes o después. Si empezó a hablar a tal edad... Es casi una utopía pensar en eliminar las comparaciones.

Pero no es tan difícil pensar en no verbalizarlas, en no hacerlas explícitas. Cosas como: «Mira qué bien come tu hermano y tu dejándote las verduras». Eso no ayuda a nadie. Ni beneficia en ningún sentido la relación de hermanos. Así que, es verdad, quizá lo pensamos. Pero hagamos un esfuerzo en no manifestarlo. Lo que las madres y los padres nombramos es importante. Deja huella. Y está bien empezar a poner conciencia.

De la misma manera ocurre cuando ponemos a los hermanos en los polos opuestos de la balanza. El tranquilo y el movido. El sensible y el fuerte. El ordenado y el caos. El organizado y el despistado. Seguro que en tu infancia te habrás visto envuelta en alguna polarización de este tipo, y es incómodo para todos. Las etiquetas pesan. Lo que nombran nuestras respectivas madres pesa. Si eres el fuerte, va a ser muy difícil que puedas mostrarte vulnerable. Si eres el caos, va a ser muy difícil que puedas empezar a poner orden. Pequeños y mayores no nos movemos en los extremos. Hay muchos matices. Puedes ser fuerte a veces y sensible otras. Muy organizada con algunas cosas y despistada con otras. Está bien que veamos los matices en nuestras criaturas, que escapemos de etiquetas, que disfrutemos de la riqueza que supone ser una persona única, irrepetible, que no se construye en contraposición a ninguna otra.

Por último, como ya apuntaba antes, es interesante revisar nuestra historia como hermanas y hermanos. Hace poco, en el grupo de bimaternidad, se conectaba una mujer embarazada de su segunda hija. Decía que estaba muy preocupada. Su hermana y ella tenían muy mala relación. Nunca habían conseguido avenirse. Ella era la hermana mayor y se sintió muy desplazada con el nacimiento de su hermana. Ahora, que esperaba a su segunda hija, le estaba resultando tan difícil la situación que no podía ni nombrarla, no quería repetir la historia, no quería hacerle eso a su hija mayor. Estaba en la semana treinta y ocho de embarazo y no tenía un nombre para la bebé. Esto la angustiaba. No estaba siendo capaz de hacerle un lugar. Igual que sintió que no se lo hacían a ella en su casa.

A veces mezclamos nuestra historia con la de nuestras criaturas. Resulta muy difícil no hacerlo en ocasiones. Pero quizá, en casos como el que comentaba, es importante pedir ayuda. Es importante poder hacer ese trabajo personal para no invadir a nuestras criaturas con nuestra vivencia. Es importante recordarnos que nuestra historia como madres es distinta, que nosotras no somos nuestra madre y que nuestras criaturas no son nosotras, que somos personas distintas y que, si no queremos, si le ponemos conciencia, la historia no tiene por qué repetirse.

Yo quería una niña. Sobre la decepción al conocer el sexo del segundo bebé

Desde hace un tiempo las redes sociales están llenas de la famosa fiesta que en inglés se conoce como *gender reveal*. Un encuentro de la mujer o la pareja embarazada en el cual se desvela delante de la familia y las amistades el sexo del bebé. Normalmente, en estos vídeos vemos caras de felicidad y celebración, pero no siempre es así.

Hay mujeres, y también hombres, que sienten cierto malestar cuando conocen el sexo del bebé. Y esto va en aumento especialmente cuando sabemos que es nuestro último bebé.

Quizá siempre nos habíamos imaginado teniendo una niña. O quizá deseábamos mucho un niño. Es una vivencia que se suele esconder. Se transita con mucha culpa y con cierta vergüenza: «Si mi bebé está sano, ¿por qué me preocupa una tontería como esta?». Pero la verdad es que no es una tontería y que, de hecho, mueve aspectos profundos de nuestra historia de vida.

Cuando nos empezamos a imaginar que tendremos un bebé, nuestra mente empieza a crear narrativas sobre la criatura que nos gustaría tener. Nos imaginamos cómo será, a quién se parecerá, qué cosas le gustará hacer... Junto con esta imagen que nos hacemos de la hija o el hijo que está por venir, también nos hacemos una imagen y un guion de la clase de madre y padre que nos gustaría ser. Estas narrativas, estos guiones imaginarios que nos hacemos, se forman a partir de nuestro pasado, de las relaciones que hemos vivido y hemos podido observar.

A lo largo de nuestra vida, recopilamos muchísima información que nos ayuda a llegar a conclusiones sobre la maternidad, la paternidad, las familias, la relación entre hermanos... Y también sobre el significado que tiene el sexo en todas estas relaciones.

Cuando conocemos el sexo de nuestro bebé todo este ovillo de ideas y sensaciones sale a la superficie, mezclándose con las percepciones que tenemos justo después de conocer el sexo de nuestro bebé.

Quizá deseábamos una niña porque queríamos replicar la relación que tenemos con nuestra madre o porque en casa somos dos hermanas y ha sido maravilloso. O quizá es justamente por el motivo contrario, porque queríamos reparar eso que no pudimos tener. O quizá eres papá y quieres un niño porque piensas que así le gustará el fútbol tanto como a ti. Esto puede ser leído como sexista (que sí, y entraré sobre eso luego), pero también tiene que ver con que también reflejamos en nuestras criaturas la vivencia que tenemos de nosotras mismas, de nuestra identidad, de nuestros sueños, de nuestros miedos...

Cuando la fantasía que nos habíamos hecho no se cumple, cuando la imagen que teníamos de familia es diferente de la realidad, hay una pérdida. Una pérdida de un ideal, de un futuro imaginado que no sucederá, y que está íntimamente relacionado con nuestra identidad, nuestra cultura y nuestro pasado.

Este duelo, esta pérdida, socialmente no tiene mucho espacio. Como te decía antes, se suele relacionar este duelo con una cuestión superficial, con una cuestión sexista. Evidentemente, los roles y estereotipos de género de cada cultura desempeñan también un papel importante en todo esto. Y está bien poder revisarlos en el proceso. ¿Qué significa para mí ser niña? ¿Qué significado tiene ser niño? ¿Hay realmente algo que piense que no podría hacer con una niña o un niño? Hacernos estas preguntas nos ayuda también a revisar y seguir deconstruyendo y aprendiendo.

De todas maneras, lo que te quiero decir es que la realidad es que los roles de género forman parte de nuestra cultura, y ninguna de nosotras somos totalmente libres de ellos. Por tanto, tiene sentido que estén también presentes en lo que esperábamos de la relación con nuestras criaturas y se entremezclan con todas las demás percepciones y vivencias que tenemos al respecto.

Creo que lo primero que necesitamos para transitar todo esto es poder legitimar y nombrar lo que nos está sucediendo. Necesitamos poder procesar y elaborar las emociones que nos acompañan.

Después, es importante también entender que las narrativas que nos hacemos no son reales. Son historias que hemos hecho durante nuestra vida, basadas en conclusiones subjetivas que hemos sacado sobre las niñas, los niños, los hijos, las hijas, las hermanas, los hermanos... en el contexto de nuestra propia historia, que no tiene por qué ser el de nuestras criaturas.

Durante la crianza, transitamos múltiples duelos sobre las imágenes idealizadas o expectativas que nos habíamos hecho. Nos hacemos mil ideas sobre cómo seremos como madres, cómo serán nuestras criaturas, cómo será nuestra familia... que no se harán realidad. Lo que son, lo que piensan, lo que hacen... puede ser muy diferente de lo que nosotras esperábamos.

Nuestro inconsciente nos empuja a replicar, reparar o reflejarnos en nuestras criaturas. Pero ser madres y padres es un proceso constante de recalibrar lo que esperábamos en relación con lo que realmente tenemos.

Cuando conseguimos, poco a poco, deshacernos de todas estas proyecciones, nos hacemos libres. También hacemos libres a nuestras criaturas, que podrán ser queridas y cuidadas como las personitas individuales y únicas que ya son.

Las tardes con las abuelas. Sobre la importancia de soltar y tercerizar la crianza. La verdadera tribu

Para mí, el gran aprendizaje de la bimaternidad fue que no llego a todo. Ni aunque quiera. No se puede. Es imposible. Y, al intentarlo, lo único que conseguía era hostilizarme. Tratarme mal. Sentirme ansiosa. Así que decidí decir basta. Decidí dejar de luchar contra eso y aceptarlo.

Fue (y sigue siendo) un largo camino que vino de la mano con soltar la exigencia, soltar el control, entender que tenía que empezar a vivir las cosas de otra manera, entender que con tanta exigencia no hacía bien a nadie. Obviamente, no me hacía bien a mí. Pero tampoco a mi pareja, que se veía continuamente inmerso en y salpicado por ella. Ni a mis hijos, a las que obviamente también perjudicaba.

Y un poco es desde ese aprendizaje de donde salió la idea de este libro. De ayudar a soltar. De ayudar en este camino que a veces es tan difícil. De entender, sobre todo, que no llegamos a todo, pero está bien así. Que es necesario que sea así.

Podemos dejar de fingir. Es imposible criar a dos criaturas, mantener un trabajo remunerado, tener la casa recogida, los platos lavados, la ropa doblada, el polvo limpiado y, además, tener tiempo de pareja, cuidar la alimentación, tomar unas cañas con las amigas y hacer deporte. No se puede. Ya está. No hay horas en el día. No hay suficientes manos.

Hacemos lo que podemos. Tener dos criaturas (o más) de menos de seis años es una tarea dura ya de por sí, pues imagínate si añadimos el resto. Generalmente, esto lo decimos de boquilla. Pero nos cuesta mucho tener la creencia interna, creérnoslo de verdad.

Así, probablemente pronto, en la bimaternidad te das cuenta de que esto, si no entran más manos, es muy difícil. Necesitas a más gente. Necesitas sostén. Necesitas que alguien más entre en la crianza de tu descendencia. Sí, la famosa tribu de la que se habla tanto. Esta famosa tribu, si te paras a pensarlo, no son más que las abuelas, las tías, las cuñadas, las amigas con criaturas que tenemos cerca y que nos echan una mano... Al final, es tener una red de sostén. Que sean más personas las que entren en la crianza y en la vida de tus hijos. Porque, si no, no se puede.

Esta es otra de esas ideas que suena muy bonita en el papel, pero que nos cuesta mucho llevar a la práctica. Empezando por las amigas. Seguro que muchas tenemos amigas con hijos. Pero nos cuesta ayudarnos entre nosotras. Nos vemos en el parque, nos tomamos unas cañas sin criaturas un día..., pero ¿y el día a día? Quizá una tarde puedes quedarte tú con todas las criaturas y así tu amiga va a la piscina. Tal vez otro día se puede quedar ella y así vas tú a esa clase de yoga que te gusta tanto. Quizá incluso podéis quedar el fin de semana y vuestras parejas pueden jugar con los niños mientras vosotras os ponéis al día y tenéis esa conversación de adultas que tanto estáis necesitando.

Hablamos mucho de tribu, pero la tribu es eso y depende de nosotras construirla. No se va a hacer sola. Tenemos que ser parte activa. Tenemos que poder generar este tipo de propuestas. Volver a la comunidad y salir de lo individual.

Esto que nos resulta a veces tan utópico con las amigas, también lo es en ocasiones con la familia. En general, nos cuesta pedir su ayuda.

Recuerdo con mucho cariño a una mujer del grupo que tenía a su madre puerta con puerta. Explicaba que su madre le había dicho en numerosas ocasiones que estaba disponible, que la llamase. Ella, viendo que todas las mujeres se apañaban solas con dos criaturas, había decidido hacerlo ella también, demostrarse a sí misma que podría sola. Cuando lo contó en el grupo, las otras mujeres le dijeron: «Pero lo hacemos porque no hay otra, por favor, llama a tu madre tú que la tienes cerca».

Y es que a veces ahí también se nos mueve la exigencia. «Debería poder hacerlo sola». Pero ¿quién nos ha dicho eso? ¿Por qué nos lo hemos creído? No. La maternidad no está diseñada para ser vivida en solitario. Y solemos pagar un precio muy alto en estrés y ansiedad las que lo hacemos. Así que, no lo dudes, si tienes familia cerca, llámala. Más manos siempre vienen bien.

Sé que cuando hablo de esto muchas pensáis en vuestras respectivas madres y en lo difícil que es a veces incluirlas en la crianza de nuestras criaturas. De hecho, hablamos de tribu, pero nos cuesta horrores aceptar la ayuda de nuestra propia madre. Porque no lo hace exactamente como nosotras querríamos. Porque no nos hace caso con lo del azúcar. Porque a veces da premios. O reclama besos. O porque le pone la tele. Pero todo eso ¿realmente es tan importante?

Todo tiene un precio. Si contratamos a una canguro, el precio va a ser económico. Y si es nuestra propia madre, quizá el precio va a venir en la magdalena que su nieta o nieto se va a comer. ¿Y qué pasa? ¿Por qué nos ponemos tan exigentes con las abuelas? ¿Tiene sentido que les demos a nuestras criaturas con una lista de mil normas?

Pienso que resulta un poco hostil. Para nuestras respectivas madres y para nosotras. Primero porque quizá ellas también tienen cierto derecho a tener un margen de maniobra, a improvisar, a disfrutar de sus nietos sin la tensión de que se están equivocando. Y luego es hostil también para nosotras, que nos sentimos solas y desestimamos a nuestra madre porque no piensa como nosotras. Nos tiramos piedras al propio tejado.

El otro día estaba en la celebración del embarazo de una amiga y, durante un rato, me puse a hablar con su madre. La felicité por estrenarse en este nuevo rol de abuela que justo empezaba. Ella me estuvo contando su experiencia como madre. Me contó que había sido acompañante de los grupos de la liga de la leche. Me habló de su experiencia con la lactancia y de su ayuda a otras madres. Yo le dije que qué pasada que su hija fuese a tener todo ese conocimiento cerca. Entonces, ella me miró y me dijo: «Bueno, ya lo sabes, las mamás estamos obsoletas».

Y la verdad es que me entristeció. Es cierto que ahora gracias a internet tenemos mucha información muy rápidamente. Pero ¿la información lo es todo? Nos falta la experiencia, nos faltan las manos, nos falta la mirada amorosa. Y eso no nos lo da la información.

Al final, resulta hasta incoherente. Nos llenamos la boca hablando de crianza respetuosa. Devoramos libros. Cuentas de Instagram. Y luego llegamos a casa y ponemos el grito en el cielo porque nuestro hijo se ha comido una piruleta. Desautorizamos a nuestra madre delante del crío. Le hablamos con desprecio. Le exigimos. Le reprochamos. ¿Es eso respetuoso? Si eso es la crianza respetuosa, yo me bajo. No olvidemos que el respeto no se aprende en los libros ni en los posts de Instagram. Se aprende en el día a día.

Nosotras somos los modelos de nuestras criaturas. En nosotras se miran. Y de nosotras aprenden también lo que es ser hija y ser hijo. Así que quizá podemos preguntarnos: «¿Qué queremos que aprendan?».

7

EL DESTETE, LA ESCUELA
Y OTRAS SEPARACIONES

**¿Existe el destete guiado por el bebé? Sobre si realmente
son (siempre) los bebés los que marcan el ritmo**

Afortunadamente, cada vez existe más información accesible sobre maternidad y crianza. En los cuatro años que han pasado desde el nacimiento de mi hijo mayor hasta ahora, he visto un gran aumento de cuentas en redes sociales que hablan de maternidad, de libros sobre aspectos de la crianza y la experiencia materna escritos por mujeres, de recursos para ayudarnos a vivir esta experiencia acompañadas y sostenidas.

Hay mucha información sobre parto, posparto, lactancia... Pero a veces encuentro que aún falta información y acompañamiento en el destete.

El inicio de la lactancia es importante. Y es obvio que hay que poder cuidarlo. Pero igual que cuidamos el inicio, también es importante cuidar el final, la despedida, el cierre. El destete y la lactancia son dos caras de la misma moneda. El destete es parte de la lactancia, así como la muerte es parte de la vida. Pero, igual que en general nos cuesta mucho hablar de la muerte, también nos sucede con el destete. No nos gustan los finales, nos entristecen, nos inquietan, nos hacen sentir mal, así que tendemos a rechazarlos, a apartarlos de nuestra mente y a no pensar en ellos.

A veces tengo la sensación de que en general pensamos que el destete ocurrirá solo. Que será nuestro bebé quien un día decidirá que no quiere más teta y ahí acabará todo. Y la verdad es que en estos años que llevo acompañando a mujeres no he escuchado prácticamente ninguna historia así. La verdad es que resulta muy tentador poder delegar esa responsabilidad a nuestras criaturas, poder evitar poner los límites, poder dejar que sea el bebé quien decida.

Es verdad que hay cosas en las que tu bebé marca su ritmo. Decide cuándo empieza a gatear, a andar, a hablar, a agarrar... Pero la lactancia es cosa de dos. También para el final. Los bebés no siempre se lanzan por sí mismos a dejar algo que les gusta mucho. Muy a menudo necesitan un acompañamiento. Necesitan de una parte activa. Porque solos, en muchos casos, no pueden.

Hablaremos de este tema durante prácticamente todo este capítulo. A los niños crecer les es difícil. Les da miedo, los inquieta. Es vedad que también les genera mucha curiosidad, tienen un impulso de autonomía e independencia, de salir al mundo a investigar y explorar. Pero a la vez también les da mucho miedo. Por eso nos necesitan acompañándolos también en ese camino a la autonomía.

Y dentro de este camino también entra el destete. El proceso en el que se deja de dar el pecho y durante el cual mamá y bebé aprenden a nutrirse, a dar y a recibir, a comunicarse y a consolarse de otras maneras.

Lo primero que hay que tener en cuenta es que el inicio de este proceso siempre lo debería marcar una de las partes de la diada (madre o bebé), aunque, como te decía antes, en la mayoría de los casos esta decisión la van a tomar las madres. Aquí no deberían entrar opiniones de amigos, familiares o incluso nuestra pareja. En lo que sucede en el cuerpo de la madre, decide la madre. Es igual que tu pareja piense que deberías dar la teta más tiempo o que tu padre opine que tu bebé está mayor para tomar teta. La decisión es tuya. Eres tú quien va a tener que sostener el final. Así que necesitas estar preparada y convencida emocionalmente.

En general, las madres pensamos que necesitamos muchas cosas de fuera para poder ser unas buenas madres. Leemos mucho. Vemos vídeos. Nos guardamos posts que no abarcamos a leer después. Pero, en la mayoría de los aspectos de la crianza, todo lo que necesitamos lo llevamos dentro. Solo hay que darse espacio y confianza. En el destete, no es diferente. Solo nosotras sabemos cuál es el momento adecuado y de qué manera podemos y queremos llevarlo a cabo y sostenerlo. Es importante que podamos confiar en nosotras y en nuestro bebé, que escuchemos nuestra intuición. Si nosotras estamos seguras y confiadas, nuestra criatura también lo va a estar. Estamos conectadas.

Esto de la confianza es importante. Pasa parecido a cuando ponemos un límite. Si tú le dices a tu bebé que no le vas a dar más teta, pero nota que dudas. Si sabe que si se queja un buen rato va a conseguirlo, va a resultar muy difícil sostener el proceso. Si sientes que te ocurre algo parecido, puedes preguntarte si realmente estás preparada para ese momento. Si tal vez lo has hecho más por presión que por decisión propia. Si de verdad quieres seguir adelante.

Si ya habías iniciado el proceso, pero sientes que te has equivocado, que no era el momento, no pasa nada. Vuelve atrás. No te machaques. Las madres también tenemos derecho a equivocarnos. Tenemos derecho a cambiar de opinión. Seguro que de esta experiencia aprendes a poder escucharte y ver lo que realmente quieres.

Además, también puedes pensar qué es lo que mueve en ti el llanto o la queja de tu bebé. Este es otro gran tema. Rara vez existen destetes sin lágrimas. Pero que lloren no significa que se traumaticen. Lo traumático es llorar solo, en un cuarto a oscuras, sin que nadie vaya a atenderte. Pero llorar por algo que te resulta frustrante, acompañado por alguien que te quiere, eso es crecimiento. Es resiliencia. Es entender que tienes los recursos suficientes para hacer frente a situaciones complicadas.

Así que, si ves que te cuesta sostener el llanto de tu bebé, si cuando empieza a llorar sientes la necesidad de ofrecerle la teta de nuevo, aunque estés muy convencida de que ha llegado el momento, quizá puedes empezar a pensar qué remueve en ti su queja. Cómo te hace sentir. Puede ser que al verlo llorar se despierte en ti el fantasma de la mala madre, que te sientas egoísta por tomar esta decisión unilateralmente, que te sientas culpable por estar retirándole algo que a ti tanto te gustaba o que a ti también te esté costando despedirte de esta etapa.

Aunque estemos muy convencidas de la decisión, aunque sepamos que tomarla va a implicar que nuestro bebé se enfade, para nosotras también implica una despedida. También implica un cierre. No siempre es fácil acompañar a nuestro pequeño mientras acompañamos también a nuestro sentir. Igual que al inicio de la lactancia necesitamos acompañamiento y es importante el rol de la pareja, también lo es durante el destete. Necesitamos sostén. Necesitamos poder compartir el proceso. Necesitamos desahogarnos y tener relevo cuando ya no podemos más.

Seguramente, si estás cerca de este momento te estarás preguntando: «¿Y cómo lo hago?». Sé que resulta frustrante, pero es que para mí tampoco hay manuales perfectos de cómo transitar esta etapa. Lo habitual suele ser empezar a reducir las tomas durante el día. De una manera clara que nuestro bebé pueda entender. Por ejemplo, decirle que ahora ya solo tomaremos teta dentro de casa. Ya no la tomaremos fuera.

Al cabo de unos días, tal vez le empiezas a decir que solo haréis teta después de comer, a partir de la hora de la siesta. Y así sucesivamente.

A menudo sucede, cuando empezamos a reducir tomas, que el bebé de golpe lleva tres días sin tomar teta y no ha dicho nada al respecto. Simplemente, ha sucedido así. Lo recuerdo con mi primer hijo. Fui reduciendo tomas hasta que acabamos haciendo solo la toma de la siesta. Llevaba tres o cuatro días sin querer dormir siesta, así que no había hecho teta. Recuerdo que esos días se lo expliqué a mi terapeuta. Le dije que me había faltado hacer un ritual de destete, que quería haber compartido eso con mi bebé. Ella me respondió que esa necesidad era mía. Parecía que mi bebé había conseguido perfectamente cerrar esa etapa y que no tenía necesidad de volver atrás. Para él aquello funcionaba de una manera mucho más natural, y que era yo la que le estaba dando muchas vueltas.

Y tenía razón. Era cosa mía. Yo me había imaginado haciéndonos una última foto. Llorando en esa última toma. Abrazándonos fuerte. Diciéndonos cosas bonitas. Pero era mi necesidad. No la de mi bebé.

Él siguió sin tomar teta prácticamente una semana. Y entonces me la volvió a pedir. Yo, recordando lo que me había dicho mi terapeuta, le dije: «Pero ¡si tú ya no tomas teta desde hace muchos días!». Y lo encajó bien. Lo pidió un par de días más y ahí acabó. Bueno, luego, cuando nació su hermana, lo pidió muchas veces más, pero eso tenía que ver con otra cosa. No era la teta lo que quería. Era ser un bebé. Era tenerme solo para él. Como su hermana.

Lo que quiero decirte es que sí, es importante cuidar el final, pero también teniendo presente de quién es cada necesidad. Si tú necesitas un cierre de esta etapa, dátelo. Pero por ti. Quizá puedes escribir una carta a vuestra lactancia. Hacer un dibujo de lo que haya significado para ti. Enmarcar la foto más bonita que tengáis dando el pecho. Lo que sea que te ayude a cerrar esta etapa.

Necesitamos cerrar para poder seguir adelante. Para poder seguir nutriéndonos, pero de otras maneras. Seguir conectando de maneras distintas. Porque ahora hemos crecido y podemos hacer muchas más cosas. Podemos hablar. Darnos abrazos. Hacernos cosquillas. Jugar. Porque ese vínculo tan especial que os daba la teta en realidad eres tú. Tu bebé lo que quiere es a ti. Y tú, seguirás estando ahí.

Me genera rechazo darle el pecho. Sobre agitación, cuerpo y respeto

Una madre, una vez me contó que, mientras le daba el pecho a su hijo mayor, este le había dicho: «Mamá, ¿por qué tu cuerpo está tan duro?». Ella se puso a llorar. Estaba tensa. Por dentro y por fuera. Lactaba en tándem. Cada vez que le daba el pecho a su hijo mayor, sentía rechazo. Sentía ganas de apartarlo inmediatamente y de decirle que se marchara. Pero le sabía tan mal quitarle el pecho ahora que había nacido el bebé, que se lo seguía dando a ratos cortos. Se esforzaba y se forzaba. Pensando que eso era lo mejor para su hijo. Pero este percibía lo que le pasaba. Lo notaba en su cuerpo. Sentía que algo no estaba yendo bien.

Es increíble lo que llegamos a hacer las madres por el supuesto bien de nuestras criaturas. Es increíble cuánto podemos llegar a hostilizarnos, a jugar en contra de nosotras mismas, a hacernos daño. Es increíble el nivel de exigencia y de presión al que nos sometemos.

Por si te lo estás preguntando, lo que sentía esta madre tiene un nombre. Se llama «agitación por amamantamiento». Tal y como lo define la consultora de lactancia IBCLC Alba Padró, «se trata de un cúmulo de emociones y sentimientos: rechazo, rabia, enfado, cansancio, odio, que suelen aparecer en ciertos momentos de la lactancia y que hacen que la madre no quiera seguir amamantando».

En general, a las madres nos cuesta compartir y hablar de este tipo de sensaciones. A menudo, no sabes ni que tiene nombre. Y resulta ya de por sí liberador saber que es un fenómeno que ocurre. Al poderlo nombrar, al poderlo hablar, nos resulta más sencillo ubicarlo. Poder entender qué nos está diciendo nuestro cuerpo, qué señales nos está mandando y así poder actuar para vivir lo mejor posible con esta sensación.

En la mayoría de los casos, la agitación por amamantamiento se suele producir en situaciones de mucho cansancio, de mucho agotamiento y de mucha saturación. En general, aparece durante el embarazo, con bebés mayores cuando lactamos en tándem o durante las tomas nocturnas con bebés alrededor del año o dos años. Son todas ellas situaciones de mucha demanda y mucho esfuerzo físico y emocional.

Como una vez le oí decir a Cris Moe, asesora de lactancia y sueño infantil, nos llenamos la boca con que somos mamíferas, con volver a nuestro instinto, a nuestra capacidad de gestar y parir. Pero ¿qué hacen las mamíferas cuando ya no pueden más de dar el pecho? ¿Os lo habéis planteado? Yo vi cómo uno de mis perros era destetado por su madre. Cuando mi perrito se acercaba al pezón de su madre, esta le gruñía. No le dejaba. No se saltaba su propio límite. No quería dar el pecho. Se había acabado. Y ya.

Con esto no quiero decir que nosotras tengamos que hacerlo igual. Claro que no. Somos seres racionales y tenemos más recursos que esa perrita. Pero el instinto, la sensación de querer gruñir a tu cría, sí aparece. Entonces, lo mínimo, es darle un lugar. Poder pensar qué nos está pasando. Escucharnos. No ignorar nuestro cuerpo y seguir adelante.

Lo primero que quiero decirte es que no tienes que sentirte culpable por este tipo de sensaciones. Tú no lo has escogido. Ha aparecido. La culpa, a veces, es la que nos obliga a seguir. La que nos hace ignorar las señales. La que no nos deja pensar más allá. Nos mantiene atascadas en dejar de sentir eso que estamos sintiendo. Nos hace sentir malas madres. ¿Cómo voy a querer apartar a mi hijo de un empujón?

Pero, como te decía, lo primero es acoger eso que tu cuerpo te está diciendo. Escuchar eso que te está llegando. Y, después de escucharnos, podemos preguntarnos qué es lo que deseamos hacer. ¿Quiero seguir amamantando? ¿Quiero reducir tomas? ¿Quiero hacer un destete nocturno? A partir de aquí, podemos trazar un plan de acción. Quizá quiero seguir amamantando, pero no a demanda. Quizá quiero seguir manteniendo solo esas tomas en las que yo también disfruto.

También puede ser que no quieras seguir, pero que te pueda la culpa, que te sepa mal por tu hijo mayor, que te dé pena cerrar esta etapa. Quizá necesitas de un acompañamiento para poder transitarlo.

Pero ignorar el cuerpo no nos lleva a ninguna parte. Lo que te propongo es que te preguntes qué te está diciendo tu cuerpo que tú no estás pudiendo o queriendo ver. Si te permites reconocer que hay algo con lo que no estás a gusto, podrás encontrar el camino de disfrutar de la relación con tu bebé.

Simplemente el hecho de centrarnos en lo que necesitamos y empezar a caminar en ese sentido, nos quita presión. Nos quita exigencia. Nos libera. Es probable que la relación con tu pequeño se esté viendo afectada por todo esto que tú estás sintiendo y no estás pudiendo mirar. Seguramente, como el niño que te explicaba al principio, él también lo nota. Él también siente que algo no va bien.

Regálate escucharte. Y regálaselo a él también. No me cansaré de decirlo, pero la crianza respetuosa no va de pasarnos nuestros propios límites para «hacer lo mejor para el bebé». Lo mejor para ti en muchos casos es también lo mejor para tu bebé. Porque si tú estás bien, si tú te sientes a gusto, si tú te sientes libre, eso es también un regalo para él.

El fin del colecho. Sobre dormir juntos, separados y lo que de verdad importa

Hace tiempo me encontré con un post en Instagram que había escrito un equipo de psicólogas. En él decían que no era buena idea que el bebé durmiese en medio de los progenitores porque eso podría distorsionar la relación de pareja y su percepción de su lugar en la familia. El bebé debía estar a un lado y los padres, al otro.

Estoy de acuerdo en la importancia del lugar de cada uno en la familia. En el simbolismo que implica el cuarto de mamá y papá (o de mamá y mamá o de papá y papá). En lo simbólico, esa habitación implica un espacio íntimo. Un espacio que es solo de la pareja. Un lugar al que los hijos no tienen acceso.

Quizá recuerdas la sensación de cuando eras niña. Tal vez percibías que debías llamar antes de entrar. Que era un espacio distinto del resto de la casa. Que no te pertenecía.

Estoy de acuerdo en que debe existir ese espacio simbólico. Un espacio de la relación de pareja al que los pequeños de la familia no tienen acceso, pues deberían estar en otro lugar. No deberían compartir ciertos aspectos ni intervenir o sentirse responsables. La relación de pareja nos corresponde a las personas adultas. Ellos deben poder quedarse fuera. Por su bien y por el bien de la pareja.

Ahora bien, ese espacio íntimo no tiene por qué quedar relegado a la habitación. Es ahí donde no estoy de acuerdo con el post. Para mí el orden es interno, no externo, y no está representado por una cosa tan simple como la posición en la cama. Para mí va mucho más allá. A estas alturas ya habrás visto que huyo de dogmas o normas sencillas. Y esta no es una excepción.

Puede ser que vuestro bebé duerma entre los dos, pero que tengáis muy bien colocado el lugar de cada cual en la familia. Y también puede ser que vuestro bebé duerma en otra habitación, pero que os cueste delimitar ese espacio íntimo.

Para mí, cómo dormimos, es una decisión de crianza y cada familia debe hacerlo a su manera. Es cierto que existen familias en las que el colecho se torna una excusa para evitar el espacio de intimidad de pareja. Y no, no me refiero solamente al sexo (que se puede tener en otros muchos lugares de la casa, por cierto). Me refiero a evitar un espacio de encuentro con la otra parte de la pareja. A compartir. A mirarnos y encontrarnos.

Si nos está costando conectar con nuestra pareja, tener el bebé en medio resulta una excusa perfecta para evitar ese momento. Para no hacernos responsables de lo que está sucediendo. Y ahí sí le estaríamos poniendo un peso al bebé que no merece.

Pero estos casos, a mi parecer, son excepciones, no son la norma. Y, por tanto, no podemos tomarlos como vara de medir de lo que está bien o lo que está mal. De lo que es conveniente o lo que no lo es.

Cada familia es un mundo individual con características y aspectos únicos e irrepetibles. Solo podremos ver qué es lo que se necesita en este momento comprendiendo la situación individual de cada familia.

Hace tiempo hablaba con una amiga. Ella me contaba que tenían un puzle para la hora de dormir. Papá dormía con el hijo mayor y mamá dormía con el hijo mediano y el bebé. Algunas noches, cuando la demanda era alta o cuando mamá necesitaba dormir, intercambiaban posiciones para poder descansar mejor. Y no, no tenían ningún problema en la pareja. Simplemente se lo estaban poniendo fácil. Estaban haciendo eso que necesitaban en ese momento concreto. Para poder sobrevivir. Para poder seguir adelante.

Otra amiga me explicaba que habían pasado a su hijo mayor a la habitación estando ella embarazada. Habían hecho todas las preparaciones necesarias para tenerlo todo listo cuando llegara el bebé. El hijo mayor había seguido durmiendo en su habitación unas cuantas noches, pero al cabo de un tiempo había verbalizado que se sentía solo, no entendía por qué todos dormían juntos en una habitación y él tenía que dormir en otra. Al inicio habían intentado mantenerlo en su habitación. El papá se instaló una cama en la habitación del mayor. Al cabo de unos días, se hizo obvio que esta medida estaba pasando factura. La espalda de papá lo estaba sufriendo. Además, la madre echaba de menos a su compañero por la noche. Así que dieron marcha atrás e incluyeron de nuevo al mayor en su habitación con una cama cerca de la suya y problema resuelto. Menos despertares, más comodidad y más unión de pareja.

¿Tiene que ser esa la solución para todas las familias con dos pequeños? No. Esa fue su solución. Se permitieron escucharse y hacer eso que estaban necesitando. Ahí es donde voy con todo esto. No hay una solución universal para todas las familias. Tampoco existe un momento perfecto para pasar a tu bebé a su habitación. Existe el vuestro. Existe vuestro sentir; lo que estéis necesitando ahora.

Eso sí, cuando llegue el momento, es importante recordar que ese paso de habitación es también un proceso. Va a ser difícil que lo logremos de hoy a mañana. Y está bien respetar los ritmos de la infancia en la medida en la que podamos.

Suele ayudar que podamos incluir a la criatura (especialmente si está alrededor de los dos o tres años) en la decoración de la habitación. Quizá podemos escoger esas sábanas de los dibujos que tanto le gustan o una lámpara de noche de ese dinosaurio que lo vuelve loco.

Luego, quizá podemos empezar a pasar ratos en la habitación. Disfrutar de tardes de juego. Contar algún cuento. Hacer conocido lo desconocido. Hacerlo amigable. Y, al cabo de unos días, podemos empezar a dormir alguna siesta ahí.

Poco a poco, podemos ir pasando a la hora de dormir. Es importante entender que seguramente los primeros días nos van a necesitar cerca. Esto es nuevo para ellos, y transitarlo cerca de una figura de apego lo va a hacer mucho más sencillo. Así que, a efectos prácticos, te recomiendo que tengas en cuenta que, durante los primeros días o semanas, vas a pasar gran parte de la noche en ese cuarto. Incluso si quieres volver a tu cama, es probable que te quedes dormida antes de conseguirlo. Puedes poner un colchón inflable o plegable para esos días. Para que tu pequeño esté a gusto, pero tú también. No nos hostilicemos durmiendo en el suelo. Bastante tenemos.

Probablemente, en unos días (no, no te sé decir cuántos) tu bebé ya pasará gran parte de la noche en su habitación. Recuerda que, como en todo proceso, hay altos y bajos. Si pasa por una época más revuelta, puede ser que quiera volver o que pase unos días reclamando más tu presencia. Y no pasa nada. La mayoría de los aprendizajes no son lineales. Y este tampoco.

Para acabar, quiero dejarte con un texto de Rita Hierro Rodríguez. Creo que define muy bien lo que estamos hablando y dice así:

La cama de los padres tiene un imán y acá, para mí (nadie me convence de lo contrario), tiene una magia, somnífero, un polvo misterioso de amor impregnado en las almohadas, que hace que los niños se duerman inmediatamente y que la peor de las pesadillas, el más tenebroso terror nocturno, huya a siete pies. En la cama de los padres, el último refugio de los miedos, la paz es absoluta y total.

Ahí llegan, llevados por padres agotados y perdedores, o por su propio pie, todos sudados y asustados, pajaritos a volar de noche a caminar por los pasillos de la casa, hasta que lleguen al lugar de los lugares. De sábanas suaves y el olor de los progenitores. Donde caen como moscas a dormir tranquilos.

Los padres fingen que les importa, a la mañana siguiente: «¡Fuiste para nuestra cama otra vez! ¿Cuándo aprenderás a superar los miedos y a dormir solo? ¡Tienes que crecer!». Pero ni miran a los ojos de los hijos cuando dicen estas cosas, con miedo de que descubran que, en ese breve regreso al nido, a la cuna inicial, los padres se llenan de amor y ternura y también ellos se escudan en sus inquietudes.

Un cuello caliente. Una manita gordita en nuestro pelo. Un pie de regreso a la costilla de la madre. La respiración tranquila en la funda compartida. El deseo secreto de que el nido quede así para siempre y que la mañana tarde mucho en llegar.

¡Que el polvo misterioso de amor de las almohadas preserve para siempre estas excursiones nocturnas de mimo, que no son más que un inteligente presagio, de una nostalgia inmensa, de los mejores días de esta vida!

Me parece bonito el texto porque capta la doble magia de la cama de los padres. Por un lado, la magia que supone para las criaturas, que vuelven ahí donde se sintieron más seguras. Ahí donde oían el corazón de mamá latir cerca. Ahí donde sentían la mano de su papá en la barriga. Ahí donde se olía a leche y donde todo era suave.

Y en nosotras, dormir con nuestras criaturas, también tiene ese efecto. Volver a esos días de intensidad y amor. Volver a sentir la magia. Sus manitas y sus cuerpitos calientes. Volver a sentir que somos refugio. Que somos calor. Que somos abrazo.

Por favor, que ningún dogma o imposición os robe eso. Que nadie os quite la gracia de todo esto. Nadie sabe mejor que tú qué necesitas en este momento. Nadie entiende más de tu familia que tú. Sois las madres y los padres quienes sabéis lo que necesitáis en este momento. Ya sea pasar a la criatura a su habitación o permitir que vuelva. Ya no es que esto sea mejor o peor para ti o para ella, es que te mereces vivirlo. Te mereces disfrutar de los momentos bellos. Te mereces disfrutar también en tu crianza. El camino del disfrute pasa por la flexibilidad y, sí, también a la hora de dormir.

Aún se hace pipí en la cama. Sobre el control de esfínteres

El control de esfínteres es, sin duda, uno de los procesos que más dudas e inquietudes genera en las familias. Es un hito evolutivo importante. Se mueven muchos aspectos internos en el proceso. Y, sí, también requiere de tiempo.

No hay un mes exacto, un momento exacto en que las criaturas deberían poder lograrlo. Sí que se considera que entre el segundo y tercer año tienen la madurez suficiente para hacerlo. Pero las habrá que lo logren antes de cumplir los dos y otras que lo lograrán tocando los cuatro.

Sé que en muchas escuelas piden que los críos entren en preescolar sin pañal. Teniendo en cuenta que dentro de una misma clase hay quienes nacieron en enero y quienes nacieron en diciembre, es una medida aleatoria y que tiene poco sentido dentro de lo que implica el desarrollo de los bebés. Esta medida está relacionada con las necesidades de las personas adultas, no con las de los pequeños.

Entiendo que las ratios en las escuelas son grandes y que, por tanto, les resulta difícil poder adaptarse a las necesidades de todo el alumnado. Pero eso no puede justificar que forcemos un proceso fisiológico y emocional como lo es este. El inicio de la escuela no puede marcar cuándo un niño está preparado para hacer según qué cosas. Si nos dijeran que para entrar en la escuela infantil tiene que saber andar, nos parecería absurdo. No podemos hacer nada para que ande si no está preparado, ¿verdad? No tenemos manera de forzar el proceso o de empujarlo a que lo haga. Pues con el control del pipí y la caca sucede igual. Podemos invitarlo y acompañarlo, pero no podemos obligarlo a que esté preparado en un determinado momento.

El control de esfínteres puede resultar complicado. Es algo nuevo. Requiere de un esfuerzo por su parte. Además, les resulta hasta cierto punto angustiante. Al final, ir al baño es expulsar algo que puede ser vivido por las criaturas como «parte de uno mismo» . Luego, ese algo se va por una especie de agujero que hace muchísimo ruido y que se traga las cosas. Si nos ponemos en el lugar de las criaturas, podemos entender por qué a veces el miedo o la ansiedad se mueven también durante este proceso.

Y es que, si nosotras le añadimos más, con nuestra exigencia o la de la escuela, si nos ponemos exigentes, si les reñimos cuando no lo logran, si los ridiculizamos..., solo vamos a conseguir que este proceso se complique aún más. Los vamos a hacer sentir vergüenza por haber fracasado, por haberse equivocado.

El logro de un hito evolutivo nunca debería ir acompañado de la vergüenza y la culpa. Debería ir acompañado de la sensación de logro, de autonomía, de sentir que han podido, que lo han logrado. Cuando lo consiguen, van a obtener una satisfacción personal única. No les quitemos también eso.

Si te fijas, cuando hablamos de este proceso, muchas veces hablamos de «quitar el pañal». Podemos pensar que son solo palabras. Pero la elección de las palabras es importante. Nombramos una realidad. Y es que la verdad es que en muchas de nuestras infancias fue así. Se nos quitó el pañal, se nos arrebató, cuando alguna persona adulta decidió que ya era el momento. Se nos dejó durante ratos largos sentados en orinales. No se nos tuvo en cuenta en el proceso.

Deberíamos dejar de hablar de «quitar el pañal» y hablar de «dejar el pañal». Es la criatura quien lo deja. Es la criatura quien avanza. Quien madura. Quien crece. Nosotras no quitamos nada. Ellas lo hacen. Y, de la misma manera, son ellas también las que nos indican que están preparadas para dar el paso. Nos lo indican con su capacidad motriz, porque son capaces de subirse y bajarse los pantalones, por ejemplo. Nos lo indica también su capacidad de lenguaje, porque son capaces de pronunciar palabras o frases sencillas y porque entienden y siguen instrucciones sencillas. Además, suelen darse cuenta y ser conscientes de cuándo han hecho caca o pipí.

Así como defiendo la importancia de observar si las criaturas están preparadas para iniciar el proceso, también defiendo la importancia de conocer a nuestro pequeño y saber lo que necesita. Me explico. Hace poco, una madre me decía en consulta que veía a su hijo preparado para dejar el pañal. Cumplía con todos los criterios y, además, alguna vez que habían estado sin pañal había sido capaz de aguantar y avisar. Pero el niño acababa de tener una hermanita y, cada vez que ella mencionaba el tema del pañal, él se ponía muy nervioso y decía que no, que no quería crecer, que no quería quitarse el pañal. Su madre, entonces dudaba. Pensaba que quizá eso indicaba que no estaba preparado.

Hablando con ella, me explicaba que en el resto de los pasos a la autonomía su hijo había necesitado siempre «un empujoncito». Él era así y luego le sentaba genial. Así que decidió hablar con su hijo de lo chulo que es crecer, de todo lo que él podía hacer y su hermana no... Y la madre le propuso dejar el pañal un rato dentro de casa. Él niño le dijo que vale, que lo probaban. Y, en pocas semanas, no volvió a pedirlo.

Lo que quiero decir con este ejemplo es que no todas las criaturas piden dejar el pañal y que, además, también supone mucho peso para ellas. Las familias podemos detectar las señales y proponérselo. Sin forzar. Sin exigir. Pero siendo ese aliento que necesitan para animarse a probarse. Cada una conoce a su hijo y seguramente ya sabe si su pequeño necesita también de vez en cuando esos empujoncitos. Y eso no nos hace menos respetuosas. Simplemente, cada subjetividad es diferente y un solo método no puede aplicarse a todas.

Por último, quiero proponerte una idea por si sientes que estáis cerca de ese momento. Lo primero que podemos hacer como madres y padres es empezar a decirle a nuestra hija o hijo algo cuando vemos que hace caca. Eso lo podemos hacer desde bebés. «Mira, estás haciendo caca» o «Creo que has hecho pipí». O la palabra que queráis.

Al cabo de poco tiempo, seguramente ella o él también irá diciendo y asociando cuando detecta que va a hacer caca, cuando la está haciendo o cuando la acaba de hacer. Genial, esto forma parte del proceso.

Seguidamente, podríamos acompañarlo al orinal cuando nos comunique que va a hacer caca. Al principio, no hace falta que se siente o que se baje los pantalones. Simplemente, se trata de que establezca una conexión entre la necesidad fisiológica y el lugar donde se hace. Que asocie, poco a poco, ambas cosas.

Quizá en unos días será ella sola la que se dirija al orinal cuando tenga ganas de hacer caca. Y quizá en unos días más se baje también los pantalones y lo haga en el orinal.

Es importante recordar que este es un proceso que puede durar semanas o meses. Que consiga un día hacer pipí o caca en el orinal no quiere decir que ya esté. Puede haber, y habrá, errores, confusiones y demás. Forma parte del proceso. Está aprendiendo y tiene derecho a equivocarse. Lo más importante es entender eso: es un proceso y va a necesitar tiempo. Nosotras, como madres, lo que podemos hacer es ponérselo fácil, que lo pueda vivir sin culpa y sin vergüenza, que lo viva plenamente, como un logro de autonomía y crecimiento personal.

La escuela infantil. Sobre opciones y/u obligaciones

Al escribir este capítulo y durante todo el libro, me cuesta usar las palabras «escuela infantil». Primero porque la palabra «escuela» tiene la connotación de que las criaturas tienen que ser enseñadas y que la escuela es la encargada de que adquieran habilidades y conocimientos a los que de otra manera no llegarían. Esto es real si hablamos de edades más avanzadas. También podríamos discutir si es únicamente la escuela el lugar donde se pueden integrar esos aprendizajes, aunque eso ya sería otro debate.

Pero, en concreto, si estamos hablando de edades de entre cero y tres años (e incluso me atrevería a hablar de cero a cinco años), la realidad es que las niñas y los niños en esas edades no necesitan que les enseñemos nada. Todo lo que necesitan lo llevan dentro. Solo necesitan un marco adecuado para poder desarrollarlo. En muchos casos, si hablamos de familias suficientemente sanas, ese marco podría ser perfectamente su propia familia.

Tampoco me gusta hablar de guarderías. Sé que, además, a las trabajadoras del sector tampoco les gusta, pues el concepto guardar criaturas es feo. Sé que las educadoras infantiles hacen mucho más que guardar bebés. También es verdad que «guardar» puede tener un significado más completo: guardar como preservar, como cuidar. Pero en la mayoría de los casos, se entiende literalmente como guardar algo hasta que lo voy a buscar. Quizá la verdad es que no me gusta porque a veces es justamente esa la función que hacen. Dejamos ahí a los bebés porque necesitamos a alguien que nos los guarde mientras estamos trabajando.

A mí lo que me gustaría es que existiese una palabra mejor para definir exactamente ese espacio. Algo así como una «cuidería». Un lugar donde se entienda que las criaturas no han de aprender nada. Donde se entiendan sus necesidades básicas. Un lugar en el que no se guarden bebés, en donde los cuiden. Donde sostengan sus llantos, los abracen si lo necesitan, los abriguen si tienen frío y los arropen mientras duermen. Un lugar donde no les enseñen ni los guarden; simplemente, un lugar donde los cuiden.

Creo que ha primado mucho el discurso de que las criaturas necesitan ir a la escuela infantil. Hace poco, una madre me explicaba que su suegra le decía a menudo que lo que necesitaba su nieto era ir a la escuela infantil para espabilarse, para entender que no era el centro, para que adelantase un poco.

Pero ¿por qué queremos que las criaturas espabilen? Ya se van a dar cuenta de todo eso. Ya van a aprender a compartir. Ya van a ir entendiendo que no son el centro del universo. No nos hace falta una escuela para eso. Las familias tenemos los recursos necesarios para transmitir todo eso a nuestros retoños.

En fin, lo que intento es que entendamos que más o menos hasta los cuatro o cinco años las escuelas infantiles son una necesidad adulta, no una necesidad de la infancia. Es cierto que sobre los dos años empiezan a disfrutar de la socialización con otras criaturas y que esta les es beneficiosa. Pero bien podrían obtenerla con algunas tardes de parque a la semana. ¿Realmente necesitan compartir espacio cada día durante ocho horas con otras criaturas para socializar?

Sé que este debate a menudo genera culpa. Muchas nos vemos obligadas a hacer uso de esos espacios y no tenemos otra opción. La idea de abrir debate y reflexión no es crear culpa; es nombrar lo que está sucediendo. Mirar hacia otro lado y decir que van a la escuela infantil porque lo necesitan no nos va a ayudar en esto. Necesitamos urgentemente políticas que protejan a las familias y a las infancias. Estamos todas tan ocupadas y tenemos tan poco tiempo que, si seguimos mirando hacia otro lado, esas políticas jamás llegarán.

Como decía, en muchos casos, se usa la escuela infantil por obligación. En España, el permiso por maternidad dura dieciséis semanas. Ahora nos puede hacer el relevo nuestra pareja, con dieciséis semanas más. Si juntamos ambos permisos, nos ponemos con unos escasos siete meses y medio de posibilidad de que el bebé esté en casa. Eso siendo muy optimistas, porque en pleno posparto necesitamos a nuestra pareja con nosotras y, seguramente, los primeros dos o tres meses de permiso lo vayamos a hacer juntos.

Lo que te quiero decir es que la mayoría de nosotras, con un bebé de cuatro o de siete meses no estamos preparadas para separarnos durante más de ocho horas de él. Aún no sentimos esa necesidad. Y, desde luego, nuestro bebé tampoco la siente. Diariamente, recibo mensajes de madres que tienen una incorporación inminente al trabajo, se sienten con el corazón roto y no tienen ninguna solución. No pueden pedirse una excedencia. No pueden prescindir de parte de su jornada. Así que toca empezar y, además, a todo gas.

Es muy duro y muy violento para las madres y para sus bebés forzar separaciones tempranas. Es hora de que alcemos la voz y reclamemos más tiempo de permiso de maternidad. Que reclamemos que lo que queremos es más tiempo con nuestras niñas y niños.

Además de ser violento para las madres (en las que me centro al escribir este libro), este inicio temprano de escolarización tiene consecuencias también en los bebés, en su desarrollo físico, cognitivo y emocional. En la bibliografía, te dejo algún libro que recoge muy bien los estudios que se han hecho sobre este tema.

Como decía, sé que abrir estos debates genera culpa, pero nunca va a ser mi intención culpar o señalar a otra madre. Así que, como por ahora no podemos arreglar el tema de las bajas maternales para mañana, vamos a ver qué es lo que sí podemos hacer. Y creo que principalmente se trata del equilibrio entre el uso y el abuso de la escuela infantil.

Es decir, entre no ir en absoluto a la escuela infantil e ir cada día ocho horas, hay un gran abanico. Quizá, en medio de ese abanico, podemos encontrar una fórmula que nos encaje. Tal vez hay bebés que pueden estar una mañana con los abuelos y quizá nosotras o nuestra pareja podemos reducirnos algo la jornada y recogerlos un par de días a las 15.00 en lugar de a las 17.00. Solo eso ya es un regalo para todas. No se trata de hacerlo perfecto. No se trata de hacerlo de manual. Se trata de ver lo que nosotras, en nuestra familia, en nuestro hogar, sí que podemos hacer.

En mi primer libro (*Madre*) te hablaba de la frase «poco es mucho» y te la citaba en relación con la pareja durante el posparto. Pero también se aplica aquí. Poder regalarnos un rato más juntos cada día es mucho. Poder recoger a nuestros retoños la mayoría de los días es mucho. Cualquier ganancia es mucha.

Se trata de entender el sistema en el que vivimos. No culparnos en exceso, pero sin dejar de poner conciencia. Sería algo así como «Entiendo el lugar y el tiempo en el que me ha tocado vivir. Entiendo que soy limitada y no puedo hacerlo todo. Pero ¿qué es lo que sí puedo hacer? ¿Qué es lo que sí puedo cambiar en mi hogar? ¿En qué cosas decido no dejarme llevar por la inercia?».

¿Cómo escoger escuela? Lo que sí y lo que no podemos cambiar de la escuela. Sobre vivir el proceso sin frustrarse en exceso

El proceso de escoger escuela es difícil. Para empezar, mueve muchos fantasmas sobre cómo vivimos nosotras la escuela: cómo era ir cada día, si teníamos amigas, si nos sentíamos cuidadas por el profesorado, si nos sentíamos bien o no en cuanto a lo académico, si nos sentíamos exigidas, si sentíamos que nos trataban bien o mal... Va a ser necesario analizar cómo vivimos nosotras ese proceso para intentar no mezclarnos con nuestras criaturas. Recuerda que tú no eres la misma persona que tu hija o hijo y que, por tanto, la historia no tiene por qué repetirse. Tú eres una madre distinta de la que tuviste tú, y ella o él es también diferente. Es necesario poder desmarcarnos para poder ver con claridad.

Además, la escuela suele ser también la primera separación de nuestros hijos. Esto generalmente se obvia. Porque, como ya hemos hablado antes, no se suelen tener muy en cuenta las necesidades de la diada mamá y bebé. Pero elaborar esa separación, en muchos casos precoz, requiere un trabajo emocional para ambas partes. Para nosotras y para nuestros pequeños. Empezar a confiar en otra persona para que cuide a nuestro bebé. Pasar a desconocer parte de su día. Entender que ahora una parte de su vida va a ser solo suya. Todo este proceso es complicado, e idealmente requiere también de su tiempo.

Para responder a la pregunta sobre cómo escoger escuela, necesitaría un libro entero y creo que ni con eso bastaría. Porque necesitaría conocerte a ti como madre, a vosotras como familia, para entender qué es lo que necesitáis en este momento.

Creo que ahí está la clave para poder escoger. Primero, quizá, fijarte en tu pequeño. Ver qué edad tiene y cuáles son las necesidades reales a esa edad. No tienen las mismas necesidades un bebé de ocho meses que uno de dos años. Investiga sobre las características del desarrollo de cada etapa (en la bibliografía tienes ideas). Puedes preguntarte si en esa escuela van a poder ser atendidas y en qué medida.

Hecho esto, céntrate ahora en tu crío. Imagínatelo. ¿Cómo es? ¿Qué le gusta hacer? ¿En qué lugares se siente más cómodo? ¿Con qué materiales? ¿Qué actividades disfruta más? Estas mismas preguntas te las puedes hacer cuando visites la futura escuela. ¿Te lo puedes imaginar en ese espacio? ¿Cómo jugaría en el patio? ¿Qué sensaciones tienes?

Además de pensar qué necesitan nuestros hijos, será importante también encajar en el mapa qué necesitamos nosotras como madres. A veces, desde la teoría, pensamos que una opción es la mejor. Pero no es lo mismo desde nuestro sentir. Por ejemplo, podemos haber escogido una escuela alternativa. Pero quizá también podríamos preguntarnos si podremos sostenerla. Si nos encajará que no aprendan las letras a la misma velocidad que otras criaturas o que no hagan tantas fichas o ejercicios. Podemos preguntarnos qué esperamos de la educación, qué entendemos nosotras como familia por escuela, qué entendemos por educación, qué rol se supone que debe cumplir la escuela en la vida de nuestras criaturas... Podemos empezar a hacernos estas preguntas y deconstruir y cuestionar. Siempre siendo conscientes de que lo más importante para que nuestra criatura esté cómoda es que nosotras también lo estemos.

Tal y como te decía antes, también va a ser importante que pienses y conectes con tu propia vivencia de la escuela. ¿Te gustaría lo mismo para tu pequeño? ¿Por qué sí? ¿Por qué no? ¿Con qué cosas de tu paso por la escuela te quedarías? ¿Qué rescatarías? ¿Qué cambiarías?

La decisión de a qué escuela van a ir las criaturas es una decisión de familia, que tomamos los progenitores como pareja. Así que hemos de ser un equipo unido en esto. Podemos dedicar un rato a hacer todas estas reflexiones juntas. Ver qué es lo importante para una parte y para la otra. No se trata de traer a la otra parte a nuestro territorio, sino de tender puentes y encontrarnos en medio, siempre teniendo en cuenta también el bienestar infantil. Cuanto más nos unamos y nos convenzamos en la decisión, más fácil será todo para nuestro hijo.

Creo que es importante tener en cuenta que no va a existir una escuela hecha justo a nuestra medida. Es imposible. De la misma manera que no existe la madre o el padre perfectos, tampoco existe la escuela perfecta. A menudo, parte de la exigencia que ponemos en nosotras mismas a la hora de criar, parte de todo ese peso y esa presión, lo reflejamos también en otras personas o situaciones. Esto suele pasar con nuestra pareja, con nuestra madre... Pero a veces también ocurre con la escuela. Somos tan exigentes con nosotras mismas que nos volvemos igual de exigentes con la escuela.

La escuela no tiene que ser perfecta; tiene que ser también suficientemente buena. Por tanto, no va a cubrir todos y cada uno de los requisitos que tengas en la cabeza. Y está bien así. También será enriquecedor para la niña o el niño tener un espacio distinto al de casa, lejos del espacio familiar, en el que aprender y desarrollarse. En el que hacer frente a nuevas dificultades y crecer ante ellas.

Habrá cosas de la escuela escogida que no podremos cambiar, que no podremos luchar. No ganaremos nada dándonos contra una pared. No podemos nadar en contra de la escuela. Si nos ponemos en contra, todas perdemos. Perdemos nosotras, que nos desgastaremos muchísimo en el proceso. Pero perderán también nuestras hijas e hijos. Es muy difícil que las criaturas se adapten y estén a gusto en un lugar en el que nosotras no confiamos. Ellas aprenden más de lo que ven que de lo que oyen. No sirve de nada que les digamos que la escuela es un lugar fantástico si nos ven diciendo todo lo que no nos gusta, si sienten nuestra desconfianza. Detrás de muchas de sus dificultades de adaptación, hay también dificultades de la familia en aceptar e integrar a la escuela tal como es.

Que no nos tengamos que dar contra una pared tampoco quiere decir que tengamos que aceptarlo y tragar con todo. Podemos buscar las grietas. Encontrar esas cosas que sí podemos cambiar o que sí podemos amoldar a nuestras necesidades.

Algo parecido a todo esto que te estoy contando viví yo con la adaptación de mi hijo mayor a la escuela infantil. La adaptación que ofrecían era corta para mi gusto. Yo estaba ya angustiada con este tema. Me pasé la primera semana de curso en guerra con la escuela. En guerra externa, hablando cada día con la dirección, enfadándome, discutiendo... Y en guerra interna, sintiéndome culpable por dejarlo allí, poniendo en duda mi decisión, buscando otros posibles centros... Hasta que decidí parar. Así no íbamos a ninguna parte.

La realidad era que en ese centro no ofrecían la adaptación que yo consideraba ideal. Pero ¿qué podía hacer al respecto? Obviamente, no iba a poder cambiar el funcionamiento de la escuela en dos días y a mi demanda. Pero quizá sí que podía adaptar ese funcionamiento a mis necesidades. Así que, cuando acabó el período de adaptación, decidí seguir con ella a mi manera. Adaptando el horario, por ejemplo. Empecé dejando a mi hijo solo hasta la hora del primer patio. Cuando estuvo bien, lo empecé a dejar hasta antes de comer. Y, al cabo de varias semanas, se empezó a quedar a comer.

Mi actitud cambió cuando acepté la verdad. Cuando dejé de nadar en contra y empecé a nadar a favor. Pero también cambió mi hijo: empezó a querer a su colegio, empezó a sentirse relajado, empezó a sentirse a gusto. Ahora, después de todo un curso y en vacaciones de verano, echa de menos la escuela.

Para mí, la lección más importante aprendida de toda esta historia es que, si tú estás en paz con la escuela, tu niño también lo estará. Y para estar en paz hay que bajar la exigencia, con nosotras mismas y con el centro. Hay que ser más amables. Hay que dejar de pensar en todo lo que no funciona y pensar en lo que sí. Es verdad que no podemos cambiar la escuela de un día para otro. Pero sí que podemos cambiar nuestra mirada de la escuela, lo que resaltamos, aquello con lo que nos quedamos.

De casa al trabajo y del trabajo a casa. Sobre la conciliación: ¿realidad o ficción?

La mayoría de nosotras lo que queremos cuando nos convertimos en madres es encontrar la manera de poder seguir trabajando sin tener que renunciar a cuidar de nuestras criaturas. No tener que elegir entre comer y pagar el alquiler y pasar tiempo con la familia. Si lo piensas, no es tanto pedir, ¿no?

En esta línea, son muchas las mujeres que deciden emprender después de ser madres para encontrar una manera de hacer posible la famosa conciliación. Para no tener que desplazarse cada día a una oficina que está a más de media hora de camino. Para poder decidir cuántas horas trabajan cada día.

Pero, al final, o al menos en mi experiencia, siempre hay renuncias. De un lado o del otro. Es imposible pensar que podemos seguir trabajando al mismo ritmo que antes, ofreciendo lo mismo que antes y, además, criando. Criar es mucho más demandante y cansado de lo que puede parecer cuando no lo has vivido.

Es casi imposible pensar que, si estás trabajando en una jornada completa, puedes estar criando a la vez. Es demasiado. No, este sistema no está pensado para permitirnos criar. Este sistema está pensado para que aparquemos a las criaturas en una escuela infantil desde que tienen cuatro meses y volvamos a producir. Lo más pronto posible y con las menores modificaciones posibles.

Si lo piensas, todo el sistema va de producir. No es ninguna sorpresa. Mamá y papá en el trabajo. La niña y el niño en el colegio o en la guardería. La abuela en la residencia. Y la casa vacía. Como máximo con una mascota esperando ansiosa a que llegue alguien y le dé un paseo.

No quiero caer en un discurso derrotista en el que solo despotrico de lo mal que está todo sin hacer nada al respecto. Aquí también podemos recuperar el mantra del que hablábamos antes: «Poco es mucho». El sistema es el que es y no podremos cambiarlo de hoy a mañana. Pero sí que podemos tomar las decisiones que nos acerquen más a eso que queremos dentro de nuestra familia.

Sirve también tener claro el sistema en el que vivimos y lo difícil que nos lo pone para poder bajar un poco la exigencia. Entender las limitaciones que tenemos. Ver que no podemos llegar a todo. La fantasía de mantener un trabajo remunerado, tener la casa ordenada y limpia, los juguetes en su sitio, una cena saludable para las criaturas y, además, ser respetuosa siempre y criar sin un solo grito es imposible. No se puede. No se llega. No hay horas en el día para poder hacer todas esas cosas y haciéndolas mínimamente bien. Así que nos toca soltar por alguna parte. Nos toca ver que no tenemos por qué ser hostiles con nosotras mismas, que podemos entender que la mayoría de los días tendremos la casa peor que aquella *influencer* de Instagram. ¿Y qué? No podemos con todo. Y está bien así.

Criar y trabajar a la vez es intenso y difícil. Para empezar, consiste en combinar ritmos que son muy distintos. Hace poco, una madre en consulta me explicaba que trabajaba en casa. Sí, el famoso teletrabajo y cómo poco a poco nos vamos dando cuenta de que tampoco era la solución mágica a nada. En fin, ella trabajaba en casa y solo tenía que abrir una puerta para estar con su bebé. A las 13.30 estaba a tope, en una reunión importante, cerrando temas lo más rápido y eficazmente posible. Y a las 13.31 estaba con su bebé en brazos, intentando bajar el ritmo, conectar, estar.

Se le hacía prácticamente imposible. Pasar de un ritmo tan acelerado a un ritmo tan pausado en cuestión de segundos era realmente muy complicado. Y la verdad es que, aunque no de manera quizá tan rápida, muchas nos vemos en esa situación. El ritmo general del trabajo es muy rápido: informes, reuniones, resultados y más, y otra vez. No se para. No se reposa. No se está. Se hace, todo el rato.

Y, de golpe, tu crío te pide que estés. Sin hacer nada. Que le des presencia. Que le des cuerpo. Que le des mirada. Y muchas de nosotras casi que nos hemos olvidado de cómo se hacía todo eso. Y más aún cuando entramos por la puerta y venimos del metro, de estar llamando por teléfono, de estar mirando TikTok o lo que sea. ¿Cómo hacemos ahora para parar?

Ojalá tuviese el truco definitivo. Creo que no hay otra que entrenarse, ir intentando parar cada día un poco más. Al principio, quizá son cinco minutos de estar con tus hijos sin nada más en la cabeza. Quizá al cabo de unas semanas son siete. Y tal vez al cabo de unos meses puedes estar hasta una hora. Jugando de verdad. Mirando de verdad. Conectando de verdad.

Otra cosa que te puede ayudar es, quizá, hacer algo entre la salida del trabajo y la llegada a casa que te ayude a cambiar de frecuencia. A dejar lo del trabajo en su lugar y entrar en casa con otra frecuencia. Hay a quien le ayuda hacer respiraciones profundas, a quien le funciona una meditación. Pero no es el único camino, quizá lo que a ti te sirve es bailar con toda la energía una canción o cantar a pleno pulmón.

Lo que te quiero decir, básicamente, es que la conciliación, según como lo veo yo, por ahora no existe. No existe el poder dividirnos sin hacer renuncias. Estamos muy exigidas. En casa y en el trabajo. Y no podemos llegar a todo. Lo que sí que podemos hacer es empezar, al menos, a ser amables con nosotras mismas. Irnos de lo perfecto y de lo ideal y bajar a lo suficiente.

**¿Qué cuida más? Sobre lo que te cuida a ti, a la familia
y a tu bebé**

Para cerrar el capítulo, me gustaría dejaros con esta pregunta: «¿Qué cuida más?». A mí me ayuda a poner foco. A entender qué es lo que quiero poner en el centro. Qué es lo importante ahora.

Te lo explico con un ejemplo. Hace algunas páginas, estábamos hablando de la elección de escuela. Pues es una muy buena pregunta que hacerse en ese momento. Recuerdo a una madre amiga que me contaba que tenía muchas dudas. Por un lado, tenían la escuela pública, a diez minutos de casa andando. Y, por otro, tenía una escuela infantil que la enamoraba, tenía todo eso que estaba en su lista de deseos, pero era privada y estaba a más de treinta minutos de su casa en transporte público. Cuando me planteó esto, yo le hice la misma pregunta que me había hecho a mí tiempo atrás mi maestra Celeste Vaiana: «¿Qué cuida más?». La escuela pública implicaba menos movimiento para todos. Implicaba también menos coste económico, con lo que ella podía trabajar menos y estar más tiempo disponible. Por otro lado, la escuela infantil privada tenía todo eso que ella quería para su hijo mayor.

Ante este dilema, no había respuesta correcta universal. Pero finalmente ella sintió que lo que cuidaba más a toda la familia era que su hijo mayor fuese a la escuela pública. Perdían menos tiempo en transporte, ella estaba más disponible, se ponían fácil la logística, y al ser menos carga económica podía trabajar menos horas.

Quizá esta solución no era la que cuidaba más a su hijo mayor en concreto. Pero sí era la que cuidaba más a todo el sistema en ese momento. Y, al final, si cuidaba más a toda la familia, también le cuidaba más a la niña o el niño.

Aquí te he puesto el ejemplo de escoger escuela, pero puedes utilizar esta pregunta también para otros temas que hemos ido tratando en este capítulo, como el destete, el colecho, etc., para entender qué es lo que está pasando y a quién estamos cuidando con esta decisión.

Al final, como te vengo diciendo en todas estas páginas, es igual lo que digan los manuales, es igual lo que era mejor sobre el papel. Se trata de ver qué es lo que os cuida más ahora como familia teniendo en cuenta las necesidades de todos los miembros.

8

LA CRIANZA SUFICIENTEMENTE BUENA

La madre suficientemente buena. Entendiendo el concepto

Recuerdo que una vez estaba hablando con una paciente de la importancia de no ser una madre perfecta. Le comentaba que solo tenía que ser una madre suficientemente buena. Ella, medio enfadada, me dijo: «Es que suficiente es poco para mí».

Y yo pensaba, al escuchar a esta mujer, en lo grande que es el nivel de exigencia que ponemos en nosotras mismas. Cuánta presión soportamos. Además, nos olvidamos de lo más importante: las criaturas se benefician de tener madres y padres imperfectos.

Pero, antes de entrar en materia, vamos a entender un poco más sobre la expresión «madre suficientemente buena». Fue acuñada por Donald Winnicott, pediatra y psicoanalista, en 1953. Al doctor Winnicott le encantaba escuchar a las madres. De hecho, otra de sus frases más famosas es: «No existe tal cosa como un bebé... sin alguien que lo cuide». Con ella se refiere a que no podemos tratar a los bebés como seres separados de sus respectivas madres y que estas son una pieza clave en el desarrollo de los bebés.

En fin, que estaba un día el doctor Winnicott en su consulta cuando le fue a visitar una mujer embarazada. Le preguntaba qué podría hacer para ser una madre perfecta, ella quería ser lo mejor para su bebé. Él, sorprendido, le respondió que no podía ni debía ser una madre perfecta. Qué gran presión sería eso también para su bebé, que tendría que ser el bebé perfecto.

Sí, los bebés se benefician de nuestros fallos. Cuidado, no hablo de fallos mayores como abusos o negligencias, hablo de pequeñas ausencias. De momentos del día en los que fallamos. Te lo cuento en detalle.

El proceso de convertirse en una madre suficientemente buena pasa a lo largo del tiempo. Cuando nacen nuestros bebés, en general, intentamos estar disponibles constantemente, responder de manera inmediata a todas las demandas. Tan pronto como hacen el primer quejido, les damos de comer, los arropamos, los cogemos, les cambiamos el pañal... Hacemos aquello que sea necesario para que se sientan mejor. Es como si nos adaptáramos totalmente a las necesidades de la criatura.

Es importante esta disposición total del inicio. Les da a los bebés el mensaje de que son importantes. De que son merecedores de amor y cuidados. Si se sienten en el centro ahora, si se sienten omnipotentes ahora, no necesitarán sentirse así el resto de su vida.

Pero la cosa es que es imposible sostener este nivel de atenciones hacia los pequeños de la casa para siempre, y tampoco deberíamos hacerlo. Esto es lo que decía Winnicott. Las criaturas necesitan que su madre falle de manera tolerable y regularmente para que aprendan a vivir en un mundo imperfecto. Así, poco a poco, esa adaptación total del principio va disminuyendo, acorde con su edad.

Cada vez que nos llaman y no acudimos al instante, cada vez que no les damos nuestra atención completa, cada vez que les damos una cena que no quieren comerse, cada vez que tienen que compartir con su hermana o su hermano cuando no quieren, cada vez que no les contestamos de la manera que ellos esperan, los estamos preparando para funcionar en una sociedad que los frustrará y los decepcionará.

¿Recuerdas ese bebé recién nacido que te comentaba antes? ¿Ese que se cree que es el centro del universo? Eso está genial para un bebé, pero no tanto para un adulto. Así que, poco a poco, ese bebé tendrá que irse dando cuenta de que el mundo no gira a su alrededor, de que no todas sus demandas serán atendidas. Necesitará aprender, a través de la experiencia, que la vida a veces es difícil, que la vida a veces hace que sintamos frustración y decepción, que no todo saldrá como él quería y que, aunque pase todo eso (o quizá justamente porque pasa), podrá seguir estando bien.

Si jamás tuviese estas experiencias, no tendría tampoco la habilidad de encarar los retos con los que, inevitablemente, se encontrará. No aprenderá que está bien sentirse aburrido o enfadado o triste o disgustado. No aprenderá que la vida es goce, pero que a veces también es otras cosas y que necesitamos poder atravesarlas.

Hay otra cosa importante que hemos de recordar sobre la madre suficientemente buena. Creo que hemos entendido que es un regalo para nuestras criaturas. Pero es que, además, la madre perfecta no existe. Es inalcanzable. No puedes hacerlo mejor que suficientemente bien. La perfección no es una opción. Buscando la perfección nos perdemos el disfrute. Nos perdemos lo que ya hacemos. Nos perdemos criar de verdad, atravesando la experiencia, y, al igual que nuestros pequeños, también sintiéndonos frustradas a veces.

Tal y como dijo el mismo Winnicott: «Preferiría ser el hijo de una madre que tiene todos los conflictos internos del ser humano que ser criado por alguien para la que todo resulta sencillo y fácil, que tiene todas las respuestas y que no conoce las dudas».

No somos robots; somos madres. Y dudamos, nos enfadamos, nos entristecemos, nos conflictuamos. En definitiva, vivimos. Y, si nosotras lo hacemos, también podrán hacerlo nuestras hijas e hijos.

La ternura y la cólera. Sobre las dos (o más) caras de las madres

Recuerdo perfectamente el primer momento en el que sentí mucha rabia hacia mi hijo mayor. Una rabia que nacía en mi estómago y que apretaba para descargar. Me sorprendí. ¿Cómo podía ser que ese ser que solo me traía ternura, que ese ser tan desvalido, tan pequeño, me provocase esa rabia? Me sentí mala madre también. Me sentí insuficiente. Sentí que una buena madre no debería estar sintiendo eso.

Un día, leyendo, me encontré con Adrienne Rich, poeta y escritora. Solo un fragmento del primer capítulo pudo resumir eso que yo había sentido: «Mis hijos me causan el sufrimiento más exquisito que haya experimentado alguna vez. Se trata del sufrimiento de la ambivalencia: la alternativa mortal entre el resentimiento amargo y los nervios de punta, y entre la gratificación plena de la felicidad y la ternura».

La maternidad es ambivalente por naturaleza. Hay momentos de ternura absoluta y momentos de cólera. Hay también momentos de gran diversión y momentos de gran aburrimiento. Hay momentos de disfrute y también momentos de nostalgia y de echar de menos.

Eso, vivir así la experiencia materna, no nos hace madres insuficientes. Tenemos un nivel de exigencia tan alto que parece que no nos podamos ni permitir sentir. De hecho, el hijo de Adrienne Rich, leyendo sus diarios, le dijo: «Parecía que sentías como si debieras amarnos todo el tiempo. Pero no existe ninguna relación humana en la que puedas amar a la otra persona en todo momento».

Pero tal y como dice Rich a continuación, se ha pretendido que las mujeres y las madres, sobre todo, amen así. Se ha pretendido que las madres estemos siempre dispuestas. Siempre sonrientes. Siempre tiernas. Todo lo que hacemos es vocacional. Es desde el amor incondicional, y hay poco lugar para otro tipo de sentimientos.

De hecho, no es ninguna sorpresa que la queja materna se tolere poco. A menudo, cuando una madre se queja, la respuesta que obtiene es algo parecido a: «Bueno, pero esto lo has elegido tú». Si te paras a pensarlo, en general nos quejamos de muchas cosas que hemos elegido nosotras. Tú te puedes quejar de tu trabajo, de que estás cansada, de tu jefa, de lo agotadora que es la rutina del gimnasio... Pero, con las madres, el juego es distinto. Se espera de las madres que nos quejemos poco y que, si lo hacemos, acabemos siempre la frase diciendo un «pero al final del día veo su carita y se me olvida todo». Y, sí, eso sucede unas veces. Pero otras no. Y no pasa nada. Eso no nos hace peores madres. La ternura forma parte de la maternidad. Y la ira también.

En general, a las mujeres se nos han negado este tipo de emociones y las madres no somos ninguna excepción. Pero la verdad es que sí que sentimos rabia. A veces mucha. Y es importante poder hablar de ella y darle un lugar.

Lo que hacían nuestras respectivas madres. Sobre la importancia de recordar y conectar con nuestra propia infancia

Me acuerdo de un día en el que estaba muy cansada. Un día de esos que no podía más. Llevaba la mañana cargando a mi hija haciendo recados por Barcelona. Comí en unos escasos diez minutos y fui rápido a buscar al mayor porque iba tarde. No podía con mi alma. Es que no quería ni ir al parque. Lo único que necesitaba era ir a casa y estirarme en el sofá. Así que le dije a mi pequeño: «Venga, va, vamos a casa que hoy veremos una peli».

Me sentí fatal al hacerlo. En general, en casa no vemos pantallas entre semana y me hacía sentir muy culpable el hecho de hacerlo. Me sentí culpable durante un rato hasta que decidí parar. Y, para hacerlo, me ayudó mucho pensar en mi infancia.

En general, yo me he sentido querida de niña. Diría que he tenido una infancia suficientemente buena. Con sus más y sus menos, como todas. Pero suficiente. En fin, que pensé en mi infancia y en las tardes que pasaba delante de la tele, viendo los programas de dibujos que emitían en TV3. Eso no me hizo sentir menos querida. Eso no me hizo sentir menos apreciada. No me sentía abandonada. De hecho, lo recuerdo en general como un planazo. Oír a mi madre que preparaba la cena y luego se sentaba conmigo un rato a comentar el programa. Me gustaba. Era un buen plan de tarde. Y lo mismo pasaba con el *Club Disney* y los sábados por la mañana. Me encantaba levantarme sola y ponerme delante de la tele y ver uno tras otro mis programas favoritos. Y no, mis padres no pasaban de mí ni así lo hacían la gran mayoría.

Todo esto te lo cuento porque las pantallas, el azúcar, las extraescolares que escojas... No es lo importante. No pasa absolutamente nada por algunas tardes de tele. No pasa nada porque desayunéis ensaimadas algún domingo. No pasa absolutamente nada por esos ratos en los que no estás presente. Lo importante va por otro lado. Lo importante es que tu hija se sienta amada, se sienta cuidada, se sienta importante. Y eso es independiente de si ese día viste pantallas o no.

Creo que es hora de quitarnos rigideces. De quitarnos pesos. Empezar a disfrutar más y a exigirnos menos. La maternidad tiene que ser también disfrutada. Porque, si no, no tiene sentido. Y creo que, en esto, nos puede ayudar mucho mirar a nuestra propia infancia. Qué es lo que realmente valoramos de lo que hicieron nuestras respectivas madres y padres. Qué nos hacía sentirnos queridas. Qué queremos cambiar. Y también qué queremos llevarnos con nosotras. Poder recordar qué hacíamos por las tardes. Si nuestra madre jugaba todo el rato con nosotras. Cómo era la sensación de explorar sin nuestra madre cerca. Cómo era una noche de pizza y peli. Salir de la teoría y conectar con la vivencia. Empezando por la nuestra propia.

Pero todo esto que hago ahora, ¿valdrá la pena? Sobre los tres cerditos y la primera infancia

Me he pasado la mayoría de este libro diciéndote que nos quitemos exigencia, que nos relajemos. Y creo que es importante tener en cuenta el tiempo que estamos viviendo. Me da la sensación de que hemos pasado del «todo vale» (con el método Estivill y demás) al «nada vale». Para mí la solución no es volver al polo opuesto de la balanza, sino quedarnos en medio, en los grises, en los matices. Nos incomoda a veces, porque no hay guías, no hay manuales exactos. Pero como te he estado contando, también nos enriquece.

Me parece importante aclarar que lo que hacemos con nuestros retoños durante sus infancias importa. Mucho. Y te lo voy a explicar con el cuento de los tres cerditos. Creo que la metáfora obvia del cuento es que lo que haces hoy te servirá mañana, que el trabajo duro y el esfuerzo tienen su recompensa.

Pero hoy no quiero hablar de trabajo duro. Porque para mí la crianza no debería ser tan dura. De hecho, pienso que en gran parte es tan dura debido al sistema difícil en el que vivimos, maternamos y criamos, no tanto por la crianza en sí.

Pero me voy por las ramas y yo venía a hablarte de otra cosa. De lo que quiero hablarte es de que las criaturas, durante sus cinco primeros años de vida, construyen lo que será su casa. Exactamente igual que los tres cerditos. Durante esos primeros años, dependiendo de lo que vivan, sientan y perciban tendrán un tipo de casa u otra. Algunos saldrán de la infancia con una fuerte casa de ladrillos. Otros, con casas de madera. Y otros, con casas de paja.

Si reciben lo que necesitan, si tienen tiempo, si sienten seguridad, si se sienten queridos, si se sienten atendidos y respetados, si sienten que sus necesidades son captadas, si sienten que lo que les pasa es importante, si se sienten, en definitiva, merecedores de amor y cuidados, podrán construirse una casa de ladrillos.

Y claro que eventualmente vendrá el lobo a soplar y resoplar. También lloverá, caerán truenos y rayos y hasta habrá algún terremoto. Pero esa casa de ladrillos, construida durante la primera infancia, aguantará con más facilidad que una casa de paja.

Así que, cuando te digan eso de: «Este niño va a ser un malcriado», puedes acordarte de los tres cerditos. Porque así es como funciona. No al revés. Cuanto más sólidos sean los cimientos, más fácil será sostener las dificultades que vengan. No lo estás malcriando. No lo estás haciendo un niño de cristal. No lo estás mimando demasiado. No eres sobreprotectora. Le estás ayudando a construir su casa. Una segura y sólida, que se llevará con él para el resto de su vida.

Cuidado, eso no quiere decir que luego las casas no se puedan reformar o actualizar o mejorar. Claro que sí. Por suerte, el cerebro humano es muy plástico. Podemos cambiar. Podemos aprender de situaciones difíciles. Podemos ser resilientes. Pero si lo hemos tenido fácil en la primera infancia, si las cosas nos han ido suficientemente bien, nos será más sencillo.

Sí, lo más importante ocurre en la primera infancia. Es ahí donde debemos invertir. Nuestra presencia, nuestro tiempo y, sí, también nuestro dinero. A menudo, en occidente pensamos que hemos de ahorrar mucho dinero para pagar un buen instituto o una buena universidad. Pero a menudo también se nos olvida que, si la criatura tiene una buena base emocional en la primera infancia, todo lo que venga después será más sencillo. Seguramente podrá ir bien en cualquier instituto y también en la universidad. Quizá deberíamos empezar a cambiar el orden de prioridades. La primera infancia importa, son los cimientos de una casa.

Si no es respetuoso contigo, no lo es con tu bebé. Sobre dónde empieza el respeto

Se habla mucho de la crianza respetuosa. Es una etiqueta que a mí cada vez me gusta menos. En primer lugar, porque creo que hemos convertido en dogmas cosas que no deberían serlo. No es tan sencillo poder pensar qué es exactamente respetuoso y qué no lo es. No sé si es algo objetivo, con una respuesta de sí o no. Creo que en la crianza también entra lo más sutil, lo más subjetivo, y eso no cabe en etiquetas de este estilo.

Para mí, la crianza respetuosa consiste básicamente en pensar en las criaturas como seres sintientes, como seres importantes, con sus necesidades, que merecen ser atendidos. No es más que entender a las criaturas de una forma parecida a la que hacemos con las adultas. Teniendo en cuenta sus emociones, sus necesidades y tratándolas con respeto.

Digo de una manera parecida a la adulta porque obviamente las criaturas no son adultas. No son nuestros iguales. Necesitan de nuestra guía para crecer y aprender.

Creo que al final la crianza respetuosa tiene que ver con entender lo que te comentaba antes de los tres cerditos. Con entender las necesidades de la infancia. Con entender lo crucial que es este período en el desarrollo de su personalidad.

¿Y dónde empieza el problema? Para mí empieza cuando intentamos hacerlo caber en directrices firmes y rígidas. Cuando intentamos que algo tan grande como una buena crianza (o una crianza suficientemente buena, como te contaré después) quepa en una *checklist* de diversas cosas que seguir.

Recuerdo perfectamente a una mujer el primer día que se conectó al grupo de bimaternidad. Estábamos hablando justamente de crianza respetuosa y yo expliqué algo parecido a lo que te acabo de contar. Y esta mujer dijo: «Por fin. Alguien que habla de esto. De verdad, que a mí la crianza respetuosa me ha amargado la maternidad. No puedo más».

Y esto no puede ser. Ser «respetuosa» con tus hijos no te puede privar del disfrute de la maternidad. Y, si eso ocurre, es que algo no estamos haciendo bien.

Para mí, la crianza respetuosa empieza por una misma. Es imposible que seas respetuosa con tu hija o hijo si no lo estás siendo contigo. ¿Cuál es el sentido de hacer colecho por la noche porque un libro dice que tiene que ser hasta tal edad, pero yo ya no puedo más? ¿Cuál es el sentido de dar de comer trozos en lugar de puré cuando a mí me dan ataques de corazón? ¿Cuál es el sentido de cargar al bebé en una mochila cuando tengo la espalda que no me deja casi moverme?

Recuerda que las criaturas aprenden de lo que hacemos, no de lo que les decimos. Si nosotras nos respetamos, si ponemos esos límites que nos cuidan, si nos tenemos en cuenta en la crianza, ellas también se tendrán en cuenta a ellas mismas de ahora en adelante. Cuando mamá se cuida, ellas aprenden a cuidarse.

La crianza de las criaturas no es como el montaje de una máquina. No hay unas piezas que encajen todas igual, en los mismos lugares en todas las criaturas y que si las colocamos ahí nos van a garantizar el éxito. Sé que esta idea resultaría muy tranquilizadora. Pero es tan tranquilizadora como falsa. Necesitamos desprendernos de la idea de que hay métodos concretos que, cuando se aplican bien, producen ciertos resultados previsibles.

Es importante permitirnos también ser creativas como madres. Encontrar nuestra propia manera. Ser espontáneas. Disfrutar verdaderamente de la experiencia de criar y maternar a un ser humano.

Y poder criar así, desde la creatividad y la espontaneidad, significa también escucharnos a nosotras mismas. Ver también lo que nos cuida a nosotras. Lo que necesitamos nosotras.

La famosa crianza respetuosa no va de perder todo nuestro tiempo personal. No va de no poder dejar a la criatura una tarde con las abuelas porque le dan azúcar. No va de no poder ver una película en familia. O de no poder comer helados un día de verano. No, todo eso son rigideces, que nos entorpecen más que otra cosa.

La crianza respetuosa debería ser más interna que externa. Debería basarse en cómo entendemos qué es la infancia, cómo queremos atenderla. Cómo ejecutamos eso depende de cada una de nosotras. Depende de nuestra subjetividad, de nuestras vivencias, de nuestra manera.

Tendrías que disfrutar de cada momento. Sobre disfrute y realidad

En el segundo capítulo te hablaba de la importancia del disfrute en la crianza. Pero a veces, como tantas cosas, ese disfrute se acaba convirtiendo también en una imposición, en una cosa más en la lista de recriminaciones que nos hacemos.

Últimamente, me aparecen por redes muchos vídeos que van a tocar ese punto. Son vídeos con música lacrimógena e imágenes idílicas de la crianza (un bebé en brazos, un paseo por el campo, una madre jugando con sus pequeños...). Y, al final del vídeo, te dicen que esos momentos pasan volando, que cerrarás los ojos y ellos habrán volado, que los exprimas, porque vuelan.

No sé a ti, pero a mí esos vídeos me remueven. Primero porque contienen una verdad: el tiempo pasa. Y, como me dijo una vez una amiga, «los niños son como relojes con patas». Te hacen consciente del paso de los años de una manera increíble. No hay vuelta atrás, esto solo va hacia delante. Y esta verdad nos toca la nostalgia, la pena al guardar el bodi de bebé y preguntarte si algún bebé más lo usará, la tristeza al pensar que esas carcajadas características ya no volverán a ser escuchadas... Y podría seguir y seguir, porque las madres ahí también nos enganchamos.

Porque inmediatamente vienen las preguntas y la culpa. ¿Habré disfrutado suficiente de esta etapa? ¿Le habré prestado la atención necesaria? ¿Le habré mirado bastante? ¿Habré disfrutado todos esos momentos?

¿Y sabes qué? Que probablemente la respuesta sea que no. No habrás disfrutado de todos y cada uno de los momentos de tu hija o de tu hijo. Porque es imposible. La vida no es solo disfrute. Es mucho más que eso. A veces disfrutamos y a veces no tanto. A veces vivimos plenamente y a veces no tanto.

El año no es solo tardes calurosas de verano. Es también la ilusión de la primavera, el frío y la oscuridad del invierno y los colores ocres del otoño. Y lo mismo pasa con la crianza: no es un perpetuo verano.

En ocasiones, deseamos que nuestras criaturas se duerman para poder tirarnos en el sofá. A veces, por las tardes, miramos un rato el móvil porque deseamos desconectar. A veces, desearíamos irnos de viaje y no volver en un mes.

No siempre disfrutamos de cada momento, no siempre vivimos plenamente cada instante. Y eso no nos hace peores madres, no resta todo lo que sí hacemos. No hace falta disfrutar de cada momento, estar presente todo el rato para ser una buena madre. No va de eso.

El tiempo va a pasar rápido de todas maneras. No hay forma de esquivarlo, tampoco viviendo plenamente cada instante (si eso fuese posible).

A veces me iría por la puerta sin mirar atrás. Sobre el juego, la fantasía, el arrepentimiento y la culpa

Antes te hablaba de algunas emociones que nos han sido negadas a las madres, como si no tuviésemos derecho a sentirlas. Hace poco, en el grupo de bimaternidad que acompaño, una madre comentó algo que me hizo pensar en la cantidad de otras vivencias que se nos niegan y censuran a las madres. Esta mujer, medio con vergüenza, decía: «Yo a veces fantaseo con que no he sido madre y con todas las cosas que haría». Inmediatamente, todas empezaron a contar que ellas también. Una madre explicaba que ella fantaseaba con irse a *La Isla de las Tentaciones* y olvidarse de todo.

A veces, parece que las madres ni tan siquiera podemos fantasear sin sentirnos culpables. A menudo, estamos en un trabajo y fantaseamos con tener otro. Tenemos una pareja, pero cuando nos masturbamos tenemos derecho a fantasear con quien queramos. Pero parece que con la maternidad no se puede.

Que fantasees con otra vida o que te preguntes qué sería de ti si no hubieses sido madre no quiere decir que te arrepientas. Quiere decir eso, que fantaseas. La fantasía forma parte de la vida, es juego, es creación. Qué bien que podamos coger la puerta e irnos en la fantasía y no lo estemos haciendo en la realidad.

Esto lo entendemos muy bien si vemos el juego de las criaturas. A menudo, cuando juegan, las niñas y los niños dicen frases que a las adultas nos asustan: «Te voy a matar»; «Te he clavado la espada, estás muerto». Y nos asustan porque lo pensamos desde la persona adulta que somos, sin entender que eso es juego, que eso es fantasía, que eso no es real, y esa es la gracia de todo.

El juego ayuda a las criaturas a poder pegar, golpear y matar (y muchas otras cosas) sin tener que hacerlo en la vida real. A canalizar cosas que sentimos de una manera en la que no daña a nadie.

Pues en la fantasía materna es lo mismo. Que fantasees con irte a *La Isla de las Tentaciones* a vivir la vidorra no significa que no te guste ser madre, que te arrepientas o que tomaste la decisión equivocada. Simplemente estás fantaseando, estás jugando, como hacemos todas tantas veces al día. Y como te decía antes: ¡Y QUÉ BIEN!

La crianza suficientemente buena. Aprendiendo a soltar el control y la exigencia

Creo que si algo he pretendido hacer durante todas estas páginas es intentar que las madres nos quitemos un poco de peso de encima. Ser madre (y padre) es una responsabilidad en sí. Es un peso que llevamos sobre nuestros hombros. Un peso que a veces llevamos con alegría, con ilusión. Y un peso que a veces, en gran parte por el sistema en el que vivimos, se nos hace difícil de cargar.

Hoy en día, en la era de la información, de la inmediatez, de tenerlo todo al alcance de la mano, ese peso se hace a veces un poco más pesado. Hay muchísimos posts, *reels* y TikToks sobre crianza. En ellos parece que con tres pautas sencillas resumidas en unos escasos sesenta segundos podemos ser las madres perfectas.

Déjame que te diga que las cosas complejas (la maternidad es una de ellas) no caben en pocas líneas. Ni en un vídeo de treinta segundos. No hay pautas para solucionar nuestros problemas. No hay guías que nos digan, exactamente, qué camino hemos de seguir.

Este contenido nos puede ser de mucha ayuda, pero no debería taparnos nuestra intuición. No deberíamos vivirlo como un peso más. No deberíamos convertirlo en dogmas ni en un corsé que nos aprieta y no nos deja respirar.

En resumen, mi intención ha sido la de quitarnos dogmas y rigideces, la de poder entender lo que sucede en la infancia. El momento importante del desarrollo que tenemos entre manos. Pero también entendiendo que no podemos ser perfectas. Lo perfecto no existe, si lo piensas. Siempre habrá algo mejor. Siempre encontraremos algo que podemos hacer distinto. Siempre habrá un escalón más. Y está bien, eso forma parte del camino. Pero también tenemos que aprender a permitirnos cierta flexibilidad. A permitirnos fallar. A permitirnos, en definitiva, y como decía al principio de este capítulo, ser madres suficientemente buenas, con crianzas suficientemente buenas.

Hace algunas semanas, en una de las sesiones de supervisión con nuestro maestro Francesc Sáinz, psicólogo y psicoanalista, salió un tema importante. Me hace ilusión mencionar que él es quien me acercó a Donald Winnicott y, por tanto, conocí el concepto de madre suficientemente buena de su mano. Bien, en esa sesión, nos contaba que un día, después de dar una clase en la que habló de esto, se le acercó una alumna embarazada y le dijo: «Está muy bien esto de ser suficientes, pero ser suficientes todo el rato también es mucho, ¿no?».

Y lo cierto es que sí. Es mucho. Y no, no somos suficientes todo el rato. Hay días, tardes, semanas, en las que no podemos. En las que no llegamos. Momentos en los que sentimos que no estamos siendo suficientes. Y esos momentos conviven con otros en los que nos sentimos excelentes. Y es que, si lo pensamos, también en nuestro trabajo tenemos días mejores o peores. Los tenemos con nuestras amistades, con nuestros familiares e incluso con nuestras aficiones. ¿Por qué en la maternidad iba a ser diferente?

Creo que lo que necesitamos la mayoría de las madres es soltar exigencia. Pero de verdad. Es muy fácil decir, de boquilla, que vamos a ser más amables con nosotras mismas, que vamos a tratarnos mejor, a cuidarnos más... Pero no es tan sencillo llevarlo a la práctica. Especialmente cuando muchas de nosotras llevamos casi toda una vida con un diálogo interno hostil.

¿Y cómo lo hacemos posible? Poco a poco. Primero tomando conciencia. Poniendo atención en cuánto es lo que nos exigimos. Con qué frecuencia ponemos el foco en todo lo que no hacemos. Cuán a menudo nos castigamos pensando durante horas en todo lo que estamos haciendo «mal».

Cuidado, todo esto no quiere decir que borremos los sentimientos negativos que a veces nos trae la crianza ni que nos conformemos ni que no queramos seguir mejorando. Claro que sí, el aprendizaje forma parte de este camino. Además, a veces estos sentimientos tan a menudo catalogados como «negativos» son necesarios también para crecer. Más que negativos son displacenteros, no nos hacen sentir cómodas, nos remueven y nos inquietan. Pero tal vez podemos acogerlos también. Abrazarnos en ese momento en el que lo necesitamos. Escuchar qué vienen a decirnos. Haciéndonos responsables y viendo qué es lo que sí podemos hacer en este momento.

Por ejemplo. Imagina que esta tarde ha sido dura y que al final has acabado gritando a tu pequeño. O agarrándolo más bruscamente de lo que hubieras querido. Es natural que esto te traiga sensación de culpa, que esto no te haga sentir bien. No es lo que hubieras deseado para tu crianza. Tampoco sería natural ni sano que esto no te importase, que no te afectase de ninguna forma.

Pero, de la misma manera, tampoco es sano que te quedes durante horas en el bucle de la culpa. Que te disculpes cientos de veces. Que te machaques y te digas cosas feas durante largos ratos. Que por un fallo te sientas la peor madre del mundo.

Entre una cosa y la otra hay un punto medio. Y creo que ese es el reto también. Habitar los puntos medios. Lo que yo te propongo, en este caso, es que te permitas sentirte mal un rato. Que entiendas esa culpa. Que la escuches. A menudo, la culpa nos cuenta cosas interesantes. Existe por un motivo. Nos ayuda a crecer también. La culpa, en este caso, probablemente te contará que esa no es la manera en la que deseas relacionarte con tus pequeños. Que tú quieres hacerlo de otra forma. Que gritar no te hace sentir bien.

Y ahora viene el siguiente nivel del reto: no quedarnos atrapadas ahí. Seguir avanzando. Hacernos responsables. Pensar en qué es lo que te ha hecho gritar. Quizá llevas mucha carga. Tal vez son muchas horas en el trabajo. O los horarios son muy apretados. O es demasiado rato con las criaturas a solas. Lo primero es comprendernos. Y abrazarnos ahí también. Escuchando a la culpa, pero dándonos comprensión en vez de castigo.

Y luego vendría el seguir avanzando. Pasar a la acción. ¿Qué puedes hacer para cambiar algo de todo eso? Aunque sea poco. A menudo, desde la exigencia de la que venimos también nos cuesta habitar esos puntos medios en las soluciones. Habitamos el todo o nada. Pero nos olvidamos de que poco también puede ser mucho. Seguramente no puedas dejar de trabajar. O no puedas cambiar mucho tu realidad de las tardes. Pero tal vez una tarde a la semana puede ir tu madre a echarte una mano. O dos días a la semana puedes salir antes del trabajo. O tal vez otro día puedes hacer un plan con otras madres y vuestros pequeños.

Eso es lo que quiero decirte. Que no es todo o nada. Que hay mucho que podemos hacer, lo que pasa es que a menudo no nos parece suficiente. Pero quédate con este mantra: «Poco es mucho». También en la crianza. De la mano de soltar exigencia viene también permitirnos esta flexibilidad. Salir de los absolutos y empezar a habitar los puntos medios.

Y creo que la crianza suficientemente buena va de eso. De salirnos de la teoría rígida que no nos deja margen de maniobra. De abrazarnos más a nosotras mismas. De ser más amables y menos hostiles. De entender que el respeto es hacia las criaturas, pero también hacia nosotras y el resto de la familia. De salir del perfecto y entender que eso no se puede. Que eso no lo queremos. Y de empezar a sentirnos cómodas en el suficiente. E incluso, a veces también, en el insuficiente.

EPÍLOGO

Yo sí renuncio

Hace algunas semanas, en una sesión individual, una paciente me explicaba que estaba un poco frustrada con la terapia. Tal y como me dijo ella, había iniciado las sesiones con la idea de convertirse en la madre que ella siempre había soñado ser. Una madre que no gritaba nunca, que no perdía la paciencia, que siempre estaba calmada. Yo le pude responder que quizá ese no era el objetivo. Que quizá la cosa iba más de aprender a vivir con quienes ya somos —obviamente, intentado mejorar, revisar y crecer—, pero sin querer ni tener la necesidad de llegar continuamente a un ideal inalcanzable, un ideal que es más una fantasía utópica que una realidad. En la siguiente sesión me comentó que algo dentro de ella había hecho clic. Había empezado la terapia intentando bajar la exigencia, pero se había acabado convirtiendo en una exigencia más, y que, a raíz de lo que habíamos hablado, había podido empezar a soltar. Empezar a ser consciente de en cuántos contextos volcaba esa exigencia. Y de cuánto daño le hacía.

Pensaba que ojalá todas tuviésemos una revelación así. Que ojalá todas pudiésemos dejar de intentar ser la madre perfecta, la amiga perfecta, la profesional perfecta, la hija perfecta... Y empezar a abrazar a esa madre, amiga, profesional, compañera que ya somos. Que ya existe. Y que sí, es imperfecta, se equivoca, pierde los nervios... Pero es real.

Acompañarte en el camino de hacer eso es lo que he intentado hacer con estas páginas. Entendiendo que podemos empezar a renunciar a ciertas cosas. Que podemos empezar a desplazar esos ideales. Que podemos empezar a habitar los matices, los grises y los puntos medios. Esos que ya existen en nosotras, esos que a veces se nos hacen complicados, pero es ahí donde reside toda la gracia del asunto.

Igual podemos empezar a decir bien alto que sí que renunciamos. Renunciamos a la madre perfecta, a la madre abnegada; renunciamos a casas impecables y a juguetes perfectamente ordenados; renunciamos a la ropa planchada, a las crianzas ideales, a los todos y a los nadas. Renunciamos. Porque no podemos con todo. ¿Y sabes qué? Que no pasa nada. No hemos de poder.

A la vez que renunciamos a la madre perfecta, podemos aceptar a la madre que somos. A esa que no entiende de manuales o teorías rígidas. Pero sí entiende de espontaneidad, de disfrute, de risas y cosquillas, de juegos inventados, de helados en un día de verano y de películas en una tienda de campaña. Ya no es que las maternidades de manual sean imposibles, sino que a menudo resultan también aburridas. Piensa por un momento en esas personas que recuerdas con más cariño de tu infancia. Ese tío con el que te reías en Navidad. Esa maestra a la que tienes guardada en el corazón. El monitor de campamentos con el que te sentías segura. Estoy convencida de que eran personas especiales, que tenían su propia manera de hacer, su humor, sus peculiaridades, sus luces y sus sombras. Eran ni más ni menos que personas reales. Haciéndolo a su manera.

Siempre que hablo de renuncias, hay alguien que me dice que la palabra «renuncia» suena mal y que es mejor hablar de elecciones. Pero creo que es importante poder nombrar la renuncia también. Porque lo que no suena bien, lo que no es bonito, igualmente forma parte de lo que somos y también merece ser nombrado. El malestar está presente, el objetivo de una maternidad consciente o de una crianza respetuosa no es hacer desaparecer ese malestar, sino tener las herramientas suficientes para transitarlo. Es como si estás en la playa y vienen olas. La idea no es que desaparezcan, las olas seguirán existiendo, pero quizá puedes tener una tabla para surfearlas.

Así que me gustaría acabar este libro con esta frase: «Yo sí que renuncio». Yo sí que entiendo que no puedo llegar a todo y que no tengo por qué hacerlo. Yo entiendo que es importante revisar y poner conciencia en cómo quiero criar, pero también entiendo que la madre que quiero ser no siempre es la que puedo ser. Decido renunciar a tratarme mal, a culparme durante horas, a sentir siempre que aún me falta más, que aún podría esforzarme un poco más. Renuncio a la fantasía de la madre que cría como si no trabajase y trabaja como si no estuviese criando.

Yo digo sí a tratarme con más amor. A abrazarme más, a comprenderme más, a sostener más. Digo sí a bajar la exigencia, digo sí a ser limitada. Sí, las madres también somos limitadas, y aceptar eso e integrarlo de verdad es un regalo para nuestra salud mental.

AGRADECIMIENTOS

En primer lugar, gracias a Ramón, mi cómplice y compañero. Es imposible poder hacer esto sin alguien al lado que se haga cargo y sostenga. Gracias por decir que sí a mis locuras, gracias por apoyarme y sostenerme. Gracias por darme fuerza y creer en mí siempre desde el principio. Gracias por poner seguridad donde tantas veces sale la duda.

A mis hijos, Blai y Candela, por enseñarme tanto de lo que está escrito aquí. Por sacarme la mirada de libros y manuales y ponérmela en la vida, en lo que tengo delante.

A mi querida familia. A mi madre por estar en todo momento disponible, por estar presente, por quererme siempre, por enseñarme el valor de la presencia, el amor y los cuidados. A mi padre por escucharme, por sus historias y cuentos, y por ayudarme también a poner los pies en el suelo. A mi hermano por su SÍ, por su amabilidad y sus cuidados, por la delicadeza con la que trata a sus sobrinos. A mi abuela por enseñarme tanto sobre el amor incondicional, los cuidados y la espontaneidad.

A todas las madres que han confiado en mí para que las acompañe en sus maternidades. Gracias por darme ese privilegio. Gracias por dejar que ande el camino a vuestro lado. Gracias por enseñarme tanto.

A Mireia por ser de nuevo mi primera lectora, por enviarme mensajes de aliento. Y por ser amiga, con todas las letras. Por atreverse a mirar mis sombras y también mi luz. *Gràcies, amiga, per tant.*

A mi socia y amiga Sam, gracias por todo lo recorrido, por soñar y crecer juntas, por hacer realidad Pell a pell y hacer realidad todo esto de la mano.

A Andrea por caminar juntas. Por reír, llorar e ilusionarnos en la maternidad y en la vida. Por tu compañía, tu fuerza y tu luz.

A mis amigas y amigos. A Mercè, Adri, Mariona, Anna, Gemma, Laura, Ade, Joaquim, Xavi, Germán y Dani. A todos por acompañarme siempre, de maneras distintas, en colores e intensidades distintas, en este camino.

A las familias *campanyeras* por la aventura, por atrevernos a probar juntas, por la crianza compartida, por las risas nocturnas.

A mis maestras y maestros por enseñarme y regalarme su conocimiento. A Celeste Vaiana, Ana Escudero, Paco Sáinz y todas esas personas de las cuales he sacado un aprendizaje que está presente, de una manera u otra, en este libro.

A Magda, porque gran parte de nuestras sesiones y lo aprendido e integrado en ellas está muy presente entre estas páginas.

A Diana Oliver por escribir el prólogo, por decirme que sí y poner y compartir ilusión en este proyecto.

A Isabel, mi editora, por confiar en mí otra vez. Por sus anotaciones y comentarios siempre tan acertados, por hacer posible que esté viviendo de nuevo un sueño.

LECTURAS RECOMENDADAS Y BIBLIOGRAFÍA

BETTELHEIM, B., *Psicoanálisis de los cuentos de hadas*, Madrid, Booket, 1976.

—, *No hay padres perfectos. El arte de educar a los hijos sin angustias ni complejos*, Barcelona, Crítica, 1988.

BOWLBY, J., *El Apego (El apego y la pérdida)*, Barcelona, Paidós, 1998.

FRAIBERG, S. H., *The magic years. Understanding and Handling the Problems of Early Childhood*, Nueva York, Scribner, 2015.

JOVÉ, R., *La crianza feliz. Cómo cuidar y entender a tu hijo de 0 a 6 años*, Madrid, La Esfera de los Libros, 2009.

KLIAS, S., *El arte de poner límites*, Barcelona, ING Ediciones, 2020.

OCKWELL-SMITH, S., *The second baby book. How to cope with pregnancy number two and create a happy home for your firstborn and new arrival*, Londres, Piatkus, 2019.

OLIVER, D., *Maternidades precarias*, Barcelona, Arpa Editores, 2022.

PADRÓ, A., *Destete. Final de una etapa*, Barcelona, Grijalbo, 2021.

PIKLER, E., *Moverse en libertad. Desarrollo de la psicomotricidad global*, Madrid, Narcea, 2021.

RICH, A., *Nacemos de mujer. La maternidad como experiencia e institución*, Madrid, Traficantes de Sueños, 1976.

SÁINZ, F., *Winnicott y la perspectiva relacional del psicoanálisis*, Barcelona, Herder, 2017.

STERN, A., *Jugar*, Albuixech, Litera Libros, 2017.

STERN, D., *Diary of a baby. What your child sees, feels, and experiences*, Nueva York, Basic Books, 1990.

TALARN, A.; SÁINZ, F. y RIGAT, A., *Relaciones, vivencias y psicopatología. Las bases relaciones del sufrimiento mental excesivo*, Barcelona, Herder, 2013.

THIÓ DE POL, C., *M'agrada la família que m'ha tocat. Educar els fills en positiu*, Vic, Eumo Editorial, 2012.

TIRADO, M., *Rabietas. Consejos y herramientas para lidiar con ellas con conciencia, humor y amor*, Madrid, Urano, 2020.

TORRES DE BEÀ, E., *Aprovecha el tiempo con tu hijo. Cómo tomar la mejor decisión sobre el cuidado del bebé*, Barcelona, Plataforma Editorial, 2016.

VIVAS, E., *Mamá desobediente. Una mirada feminista a la maternidad*, Madrid, Capitán Swing, 2019.

WILD, R., *Etapas del desarrollo*, Barcelona, Herder, 2011.

—, *Libertad y límites, amor y respeto. Lo que los niños necesitan de nosotros*, Barcelona, Herder, 2003.

WINNICOTT, D., *Los bebés y sus madres*, Barcelona, Paidós, 1977.

—, *Conozca a su niño*, Barcelona, Paidós, 1978.

—, *Realidad y juego*, Barcelona, Gedisa, 1971.